白话本草纲目

[明]李时珍·著

乙力·注译

陕西新华出版 三秦出版社

图书在版编目（ＣＩＰ）数据

白话本草纲目 ／（明）李时珍著 ；乙力注译．-- 西安：三秦出版社，2008.01（2024.1 重印）
（国学百部经典丛书）
ISBN 978-7-80736-340-8

Ⅰ．①白… Ⅱ．①李… ②乙… Ⅲ．①本草纲目－注释②本草纲目－译文 Ⅳ．① R281.3

中国版本图书馆 CIP 数据核字（2007）第 190522 号

书　　名	白话本草纲目
作　　者	［明］李时珍 著　乙力 注译
责　　编	高峰等
封面设计	新华智品

出版发行	三秦出版社
社　　址	西安市雁塔区曲江新区登高路 1388 号
电　　话	（029）81205236
邮政编码	710061
印　　刷	北京一鑫印务有限责任公司
开　　本	680×1020　1/16
印　　张	9
字　　数	80 千字
版　　次	2008 年 4 月第 2 版
印　　次	2024 年 1 月第 2 次印刷
标准书号	ISBN 978-7-80736-340-8

定　　价	39.80 元
网　　址	http://www.sqcbs.cn

前　言

　　《本草纲目》为明代著名本草学家、医学家、博物学家李时珍所撰，被誉为"东方药学巨典"，它集中体现了中国古代医学所取得的伟大成就，是取之不尽的中华医学知识宝库，素享"医学之渊海""格物之通典"之美誉，其内容涉及极为广泛，如在生物、化学、天文、地理、地质、采矿，以及历史学等方面都有一定的成就，可以说是一部有着世界性影响的博物学著作，自问世以来，一直以其前无古人，后无来者之雄姿独占中国古代药学之鳌头，成为中国古代药学史上部头最大、内容最丰富的巨著，曾被英国生物学家达尔文誉为"中国的百科全书"。

　　李时珍（1518–1593），字东璧，晚号濒湖山人，明代医学家。蕲春县蕲州镇（今湖北蕲春）人。李时珍出身三代相传的医户人家，祖父是一个医生，父亲李言闻，又名李月池，也是当地有名的医生，曾做过"太医吏目"。李时珍24岁开始学医，白天跟父亲到"玄妙观"去看病，晚上在油灯下熟读《内经》《本草经》《伤寒杂病论》《脉经》等古典医学著作。

　　宋代以来，我国的药物学有很大发展，尤其随着中外文化交流的频繁，外来药物不断地增加，但均未载入本草书。李时珍认为有必要在以前本草书的基础上进行修改和补充。1558年，朝廷下了一道诏书，要在全国选拔一批有经验的医生，填补太医院的缺额，武昌的楚王朱英燎，推荐了李时珍。李时珍认为北京是明王朝的京都，那里不仅聚集了全国重要的医药书籍，还可看到更多的药材，这对修改本草书是一个极好的机会。李时珍接受了楚王的推荐，41岁进入北京太医院，并担任了太医院院判的职务。

　　李时珍是一个富有求实精神的医药家，为了完成修改本草书的艰巨任务，他几乎走遍了湖北、湖南、江西、安徽、江苏等地的名川大山，行程不下万里。同时，他又参阅了800多部书籍，经过3次改稿，终于在61岁（1578年）那年，编成了《本草纲目》。《本草纲目》包含着李时珍将近30年的心血，记录着李时珍饱尝苦辛的艰难历程。

　　《本草纲目》共有52卷，载有药物1892种，其中载有新药374种，收集医方11096个，书中还绘制了1111幅精美的插图，是我国医药宝库中的一份珍贵遗产。它的成就，首先在药物分类上改变了原有上、中、下三品分类法，采取了"析族区类，振纲分目"的科学分类。它把药物分矿物药、植物药、动物药。又将矿物药分为金部、玉部、石部、卤部4部。植物药一类，根据植物的性能、形态、以及其生长的环境，区别为草部、谷部、菜部、果部、木部等5部；草部又分为山草、芳草、醒草、毒草、水草、蔓草、石草等小类。动物药一类，按低级向高级进化的顺序排列为虫部、鳞部、介部、禽部、兽部、人部等6部，还有服器部。《本草纲目》共分为16部62类。

《本草纲目》不仅在药物学方面有巨大成就，在化学、地质、天文等方面，都有突出贡献。它在化学史上，较早地记载了纯金属、金属、金属氯化物、硫化物等一系列的化学反应。同时又记载了蒸馏、结晶、升华、沉淀、干燥等现代化学中应用的一些操作方法。

为了能让这部最能代表中国文化的医学巨著得以最好的展现，被现代人更好地利用，我们特别邀请中国中医研究院的专家审订，吸取巨典之精髓，重新编选了这部《白话本草纲目》以飨广大读者。本书共选入单药800余种，每种药材列出正式的名称作为纲，附释名为目，以正其源；接着依次排列注解、辨疑、正误、四气五味、主治、附方等项，以阐明药物的产地、形状、性质等。

本书编排严谨，校点精当，并配以精美的插图，以达到图文并茂、生动形象的效果。此外，本书版式新颖，设计考究，双色印刷，装帧精美，除供广大读者阅读欣赏外，更具有极高的研究、收藏价值。

编　者
2008 年 1 月

白话本草纲目

目　录

白话本草纲目

目

录

〇〇三

白话本草纲目

〇〇四

目

录

〇〇五

白话本草纲目

草部　山草类

甘　草

【释名】蜜甘（《别录》）、蜜草（《别录》）、美草（《别录》）、 蕗草（《别录》）、灵通（《记事珠》）、国老（《别录》）。李时珍说：大径寸而结紧断纹者为佳，谓之粉草。

根

【集解】李时珍说：方书炙甘草皆用长流水蘸湿炙之，至熟刮去赤皮，或用浆水炙熟。

【气味】甘，平，无毒。李时珍说：通入手足十二经。

【主治】五脏六腑寒热邪气，坚筋骨，长肌肉，倍气力，金疮尰，解毒。（《本经》）

梢

【主治】生用治胸中积热，去茎中痛，加酒煮玄胡索、苦楝子尤妙。（元素）

头

【主治】主痈肿，宜入吐药。（时珍）

【发明】李时珍说：甘草外赤中黄，色兼坤离；味浓气薄，资全土德，协和群品，有元老之功，普治百邪，得王道之化。赞帝力而人不知，敛神功而已不与，可谓药中之良相也。然中满、呕吐，酒客之病，不喜其甘；而大戟、芫花、甘遂、海藻，与之相反，是以迂缓不可以救昏昧，而君子尝见嫉于宵人之意欤？

【附方】伤寒心悸，脉结代者：甘草二两，水三升，煮一半，服七合，日一服。（《伤寒类要》）

人　参

【释名】人薓（音"参"，或省作薓）、黄参（吴普）、血参（《别录》）、人衔（《本经》）、鬼盖（《本经》）、神草（《别录》）、土精（《别录》）、地精（《广雅》）、海

甘草

腴、皱面还丹(《广雅》)。人薓,神草。时珍曰:人薓年深,浸渐长成者,根如人形,有神,故谓之人薓、神草。薓字从薓,亦浸渐之义。薓即浸字,后世因字文繁,遂以参星之字代之,从简便尔。

【集解】李时珍说:上党,今潞州也。民以人参为地方害,不复采取。今所用者皆是辽参,其高丽、百济、新罗三国,今皆属于朝鲜矣。

根

人 参

【气味】甘,微寒,无毒。

【主治】治男妇一切虚证,发热自汗,眩晕头痛,反胃吐食,痎疟,滑泻久痢,小便频数淋沥,劳倦内伤,中风中暑,痿痹,吐血,嗽血,下血,血淋,血崩,胎前产后诸病。(时珍)

【发明】言闻说:人参生用气凉,熟用气温;味甘补阳,微苦补阴。人参气味俱薄。气之薄者,生降熟升;味之薄者,生升熟降。如土虚火旺之病,则宜生参,凉薄之气,以泻火而补土,是纯用其气也;脾虚肺怯之病,宜用熟参,甘温之味,以补土而生金,是纯用其味也。

【附方】脾胃虚弱,不思饮食:生姜半斤取汁,白蜜十两,人参末四两,银锅煎成膏,每米饮调服一匙。(《普济方》)

沙 参

【释名】白参(吴普)、知母(《别录》)、羊乳(《别录》)、羊婆奶(《纲目》)、铃儿草(《别录》)、虎须(《别录》)、苦心(《别录》,又名文希,一名识美,一名志取)。

【集解】《别录》记载:沙参,生河内川谷及冤句般阳续山,二月、八月采根,曝干。又说:羊乳,一名地黄,三月采,立夏后母死。

根

【气味】苦,微寒,无毒。

【主治】血积惊气,除寒热,补中,益肺气。(《本经》)清肺火,治久咳肺痿。(时珍)

【发明】元素曰:肺寒者,用人参;肺热者,用沙参代之,取其味甘也。

【附方】肺热咳嗽:沙参半两,水煎服之。(《卫生易简方》)

桔　梗

【释名】白药（《别录》）、梗草（《别录》）、荠苨（《本经》）。时珍说：此草之根结实而梗直，故名。桔梗、荠苨乃一类，有甜、苦二种，故《本经》桔梗一名荠苨，而今俗呼荠苨为甜桔梗也。至《别录》始出荠苨条，分为二物，然其气味功用皆不同，当以《别录》为是。

【集解】（根）时珍曰：今但刮去浮皮，米泔水浸一夜，切片微炒用。

【气味】辛，微温，有小毒。时珍曰：当以苦、辛、平为是。

【主治】主胸胁痛如刀刺，腹满肠鸣幽幽，惊恐悸气。（《本经》）；主口舌生疮，赤目肿痛。（时珍）

桔梗

【发明】时珍曰：朱肱《活人书》治胸中痞满不痛，用桔梗、枳壳，取其通肺利膈下气也。张仲景《伤寒论》：治寒实结胸，用桔梗、贝母、巴豆，取其温中消谷破积也。又治肺痈唾脓，用桔梗、甘草，取其苦辛清肺，甘温泻火，又能排脓血、补内漏也。其治少阴证二三日咽痛，亦用桔梗、甘草，取其苦辛散寒，甘平除热，合而用之，能调寒热也。后人易名甘桔汤，通治咽喉口舌诸病。

【附方】肺痈咳嗽，胸满振寒，脉数咽干，不渴，时出浊唾腥臭，久久吐脓如粳米粥者，桔梗汤主之：桔梗一两，甘草二两，水三升，煮一升，分温再服。朝暮吐脓血则瘥（张仲景《金匮玉函方》）；喉痹毒气：桔梗二两，水三升，煎一升，顿服。（《千金方》）

萎　蕤

【释名】女萎（《本经》）、葳蕤（《吴普》）、萎蕤（音"威移"）、委萎（《尔雅》）、萎香（《纲目》）、荧（音行《尔雅》）、玉竹（《别录》）、地节（《别录》）。时珍曰：按黄公绍《古今韵会》云：葳蕤，草木叶垂之貌。此草根长多须，如冠缨下垂之緌而有威仪，故以名之。凡羽盖旌旗之缨緌，皆象葳蕤，是矣。

【正误】李时珍说：《本经》女萎，乃《尔雅》委萎二字，即《别录》萎蕤也，上古钞写讹为女萎尔。古方治伤寒风虚用女萎者，即萎蕤也，皆承本草之讹而称之。诸家不察，因中品有女萎名字相同，遂致费辩如此。今正其误，只依《别录》书萎蕤为纲，以便寻检。其治泄痢女萎，乃蔓草也，见本条。

【集解】陶弘景说：今处处有之。根似黄精，小异。服食家亦用之。

根

【修治】雷敩说：凡使勿用黄精并钩吻，二物相似。萎蕤节上有须毛，茎斑，叶尖处有小黄点，为不同。采得以竹刀刮去节皮，洗净，以蜜水浸一宿，蒸了焙干用。

【气味】甘，平，无毒。

【主治】主风温自汗灼热，及劳疟寒热，脾胃虚乏，男子小便频数，失精，一切虚损。（时珍）

【发明】李时珍说：萎蕤性平味甘，柔润可食。故朱肱《南阳活人书》，治风温自汗身重，语言难出，用萎蕤汤，以之为君药。予每用治虚劳寒热痁疟，及一切不足之证，用代参、耆，不寒不燥，大有殊功，不止于去风热湿毒而已，此昔人所未阐者也。

【附方】痫后虚肿：小儿痫病瘥后，血气上虚，热在皮肤，身、面俱肿。萎蕤、葵子、龙胆、茯苓、前胡等分，为末。每服一钱，水煎服。（《圣济总录》）

【附录】鹿药。（《开宝》）李时珍说：胡洽居士言鹿食九种解毒之草，此其一也。或云即是萎蕤，理亦近之。姑附以俟考访。

肉　苁　蓉

【释名】李时珍说：此物补而不峻，故有从容之号。

【修治】雷敩说：凡使先须清酒浸一宿，至明以棕刷去沙土浮甲，劈破中心，去白膜一重，如竹丝草样。有此能隔人心前气不散，令人上气也。以甑蒸之，从午至酉取出，又用酥炙得所。

【气味】甘，微温，无毒。《别录》曰：酸、咸。

【主治】五劳七伤，补中，除茎中寒热痛，养五脏，强阴，益精气，多子，妇人癥瘕。（《本经》）

【发明】王好古说：命门相火不足者，以此补之，乃肾经血分药也。

【附方】补益劳伤，精败面黑：用苁蓉四两，水煮令烂，薄切细研精羊肉，分为四度，下五味，以米煮粥空心食。（《药性论》）

赤箭 天麻

【释名】李时珍说：赤箭，以状而名，天麻即赤箭之根。

【集解】李时珍说：《本经》止有赤箭，后人称为天麻。

【正误】李时珍说：陈氏所说，乃一种天麻草，是益母草之类是也。《嘉祐本草》误引入天麻下耳。今正其误。

【修治】雷敩说：修事天麻十两，锉安于瓶中。用蒺藜子一镒，缓火熬焦，盖于天麻上，以三重纸封系，从巳至未取出。蒺藜炒过，盖系如前，凡七遍。用布拭上气汗，刀劈焙干，单捣用。若用御风草，亦同此法。李时珍说：此乃治风痹药，故如此修事也。若治肝经风虚，惟洗净，以湿纸包，于糠火中煨熟，取出切片，酒浸一宿，焙干用。

【气味】辛，温，无毒。大明说：甘，暖。

【主治】蛊毒恶气。久服益气力，长阴肥健。主诸风湿痹，四肢拘挛，小儿风痫惊气，利腰膝，强筋力。（《开宝》）治风虚眩晕头痛。（元素）

【发明】李时珍说：天麻乃肝经气分之药。《素问》云：诸风掉眩，皆属于肝。故天麻入厥阴之经而治诸病。按罗天益云：眼黑头旋，风虚内作，非天麻不能治。天麻乃定风草，故为治风之神药。今有久服天麻药，遍身发出红丹者，是其祛风之验也。

【附方】天麻丸：消风化痰，清利头目，宽胸利膈。治心松烦闷，头晕欲倒，项急，肩背拘倦，神昏多睡，肢节烦痛，皮肤瘙痒，偏正头痛，鼻鼽，面目虚浮，并宜服之。天麻半两，芎䓖二两，为末，炼蜜丸如芡子大。每食后嚼一丸，茶酒任下。（《普济方》）；腰脚疼痛：天麻、半夏、细辛各二两，绢袋二个，各盛药令匀，蒸热交互熨痛处，汗出则愈。数日再熨。（《卫生易简方》）

赤箭 天麻

白 术

【释名】李时珍说：按《六书》本义，术字篆文，象其根干枝叶之形。《吴普本草》一名山芥，一名天蓟。因其叶似蓟，而味似姜、芥也。

【集解】白术，桴蓟也，吴越有之。人多取根栽莳，一年即稠。嫩苗可茹，叶稍大而有毛。根如指大，状如鼓槌，亦有大如拳者。并以秋采者佳，春采者虚软易坏。

【气味】甘，温，无毒。

【主治】风寒湿痹，死肌痉疸，止汗除热消食。(《本经》)

【附方】老小滑泻：白术半斤黄土炒过，山药四两炒，为末，饭丸。量人大小，米汤服。或加人参三钱。(《濒湖集简方》)

狗　　脊

【释名】苏恭说:此药苗似贯众，根长多歧，状如狗之脊骨，而肉作青绿色，故以名之。

【集解】李时珍说：狗脊有二种：一种根黑色，如狗脊骨；一种有金黄毛，如狗形，皆可入药。其茎细而叶花两两对生，正似大叶蕨，比贯众叶有齿，面背皆光。其根大如拇指，有硬黑发簇之。

【气味】苦，平，无毒。

【主治】腰背强，关机缓急，周痹寒湿膝痛，颇利老人。(《本经》)

【附方】男子诸风：四宝丹：用金毛狗脊，盐泥固济，煅红去毛，苏木、草薢、川乌头生用等分，为末，米醋和丸梧子大。每服二十丸，温酒、盐汤下。(《普济方》)

固精强骨：金毛狗脊、远志肉、白茯神、当归身等分，为末，炼蜜丸梧子大。每酒服五十丸。(《集简方》)

狗
脊

巴　戟　天

【释名】李时珍说：名义殊不可晓。

【修治】李时珍说：今法惟以酒浸一宿，锉焙入药。若急用，只以温水浸软去心也。

【气味】辛，甘，微温，无毒。

【主治】大风邪气，阴痿不起，强筋骨，安五脏，补中增志益气。(《本经》)

【发明】王好古说：巴戟天，肾经血分药也。

淫 羊 藿

【释名】仙灵脾(《唐本》)、放杖草(《日华》)、弃杖草(《日华》)、千两金(《日华》)、干鸡筋(《日华》)、黄连祖(《日华》)、三枝九叶草(《图经》)、刚前(《本经》)。李时珍说：豆叶曰藿，此叶似之，故亦名藿。仙灵脾、千两金、放杖、刚前，皆言其功力也。鸡筋、黄连祖，皆因其根形也。柳子厚文作仙灵毗，入脐曰毗，此物补下，于理尤通。

【集解】《别录》记载：淫羊藿生上郡阳山山谷。

淫羊藿

根、叶

【修治】雷斅说：凡使时呼仙灵脾，以夹刀夹去叶四畔花枝，每一斤用羊脂四两拌炒，待脂尽为度。

【气味】辛，寒，无毒。

【主治】阴痿绝伤，茎中痛，利小便，益气力，强志。(《本经》)

【发明】李时珍说：淫羊藿味甘气香，性温不寒，能益精气，乃手足阳明、三焦、命门药也，真阳不足者宜之。

【附方】仙灵脾酒：益丈夫兴阳，理腰膝冷。用淫羊藿一斤，酒一斗，浸三日，逐时饮之。(《食医心镜》)

地　　榆

【释名】玉豉、酸赭。陶弘景说：它的叶子似榆而长，初生布地，故名。其花子紫黑色如豉，故又名玉豉。

【集解】《别录》记载：地榆生桐柏及冤句山谷，二月、八月采根暴干。又曰：酸赭生昌阳山，采无时。

根

【气味】苦，微寒，无毒。

【主治】妇人乳产，痓痛七伤，带下五漏，止痛止汗，除恶肉，疗金疮。(《本经》)

【发明】苏颂说：古者断下多用之。

【附方】赤白下痢，骨立者。地榆一斤，水三升，煮一升半，去滓，再煎如稠饧，绞滤，空腹服三合，日再服。（崔元亮《海上方》）

叶

【主治】作饮代茶，甚解热。（苏恭）

丹　参

丹参

【释名】赤参。李时珍说：五参五色配五脏。故人参入脾曰黄参，沙参入肺曰白参，玄参入肾曰黑参，牡蒙入肝曰紫参，丹参入心曰赤参，其苦参则右肾命门之药也。古人舍紫参而称苦参，未达此义尔。

【集解】李时珍说：处处山中有之。一枝五叶，叶如野苏而尖，青色皱毛。小花成穗如蛾形，中有细子。其根皮丹而肉紫。

【气味】（根）苦，微寒，无毒。

【主治】心腹邪气，肠鸣幽幽如走水，寒热积聚，破症除瘕，止烦满，益气。（《本经》）

【发明】李时珍说：丹参色赤味苦，气平而降，阴中之阳也。入手少阴、厥阴之经，心与包络血分药也。

【附方】丹参散：治妇人经脉不调，或前或后，或多或少，产前胎不安，产后恶血不下，兼治冷热劳，腰脊痛，骨节烦疼。用丹参洗净，切晒为末。每服二钱，温酒调下。（《妇人明理方》）

白 头 翁

【释名】野丈人（《本经》）、胡王使者（《本经》）、奈何草（《别录》）。李时珍说：丈人、胡使、奈何，皆状老翁之意。

【集解】《别录》记载：白头翁生高山山谷及田野，四月采。

根

【气味】苦，温，无毒。

【主治】温疟狂狂，寒热，症瘕积聚瘿气，逐血止痛，疗金疮。（《本经》）

【发明】李颂说：俗医合补下药甚验，亦冲人。

【附方】白头翁汤：治热痢下重。用白头翁二两。黄连、黄柏、秦皮各三两，水七升，煮二升，每服一升，不愈更服。妇人产后痢虚极者，加甘草、阿胶各二两。（仲景《金匮玉函方》）

三　七

【释名】山漆（《纲目》）、金不换。

【集解】李时珍说：生广西南丹诸州番峒深山中，采根曝干，黄黑色。团结者，状略似白芨；长者如老干地黄，有节。味微甘而苦，颇似人参之味。

根

【气味】甘、微苦，温，无毒。

【主治】止血散血定痛，金刃箭伤、跌扑杖疮血出不止者，嚼烂涂，或为末掺之，其血即止。亦主吐血衄血，下血血痢，崩中经水不止，产后恶血不下，血运血痛，赤目痈肿，虎咬蛇伤诸病。（时珍）

【发明】李时珍说：此药近时始出，南人军中用为金疮要药，云有奇功。

【附方】大肠下血：三七研末，同淡白酒调一二钱服，三服可愈。加五分入四物汤，亦可。（《濒湖集简方》）

叶

【主治】折伤跌扑出血，敷之即止，青肿，经夜即散，余功同根。（时珍）

黄　连

【释名】王连（《本经》）、支连（《药性》）。时珍曰：其根连珠而色黄，故名。

【集解】《别录》记载：黄连生巫阳川谷及蜀郡太山之阳，二月、八月采根。

根

【修治】雷敩说：凡使以布拭去肉毛，用浆水浸二伏时，漉出，于柳木火上焙干用。

【气味】苦，寒，无毒。

【主治】热气，目痛眦伤泣出，明目，肠澼腹痛下痢，妇人阴中肿痛。久服令人不忘。（《本经》）

【发明】王好古说：黄连苦燥，苦入心，火就燥。

【附方】心经实热泻心汤：用黄连七钱，水一盏半，煎一盏，食远温服。小儿减之。(《和剂局方》)

黄　芩

【释名】腐肠(《本经》)、空肠(《别录》)、内虚(《别录》)、妒妇(吴普)、经芩(《别录》)、黄文(《别录》)、印头(吴普)、苦督邮(《记事》)、内实者名子芩(弘景)、条芩(《纲目》)、 狙尾芩(《唐本》)、鼠尾芩。

【集解】《别录》记载：黄芩生秭归川谷及冤句，三月三日采根阴干。

根

【气味】苦，平，无毒。

【主治】诸热黄疸，肠澼泄痢，逐水，下血闭，恶疮疽蚀火疡。(《本经》)

【发明】罗天益曰：肺主气，热伤气，故身体麻木。又五臭入肺为腥，故黄芩之苦寒，能泻火补气而利肺，治喉中腥臭。

【附方】肺中有火：清金丸：用片芩炒为末，水丸梧子大。每服二三十丸，白汤下。(《丹溪纂要》)

黄芩

子

【主治】肠澼脓血。(《别录》)

防　风

【释名】铜芸(《本经》)、茴芸(《吴普》)、茴草(《别录》)、屏风(《别录》)、蕳根(《别录》)、百枝(《别录》)、百蜚(《吴普》)。李时珍说：防者，御也。其功疗风最要，故名。

【集解】《别录》记载：防风生沙苑川泽及邯郸、琅琊、上蔡，二月、十月采根暴干。

【气味】甘，温，无毒。

【主治】大风，头眩痛恶风，风邪目盲无所见，风行周身，骨节疼痹、烦满。(《本经》)

【发明】张元素说：防风，治风通用，身半以上风邪用身，身半以下风邪用梢，治风去湿之仙药也，风能胜湿故尔。能泻肺实，误服泻人上焦元气。

【附方】偏正头风：防风、白芷等分，为末，炼蜜丸弹子大。每嚼一丸，茶清下。（《普济方》）

羌 独 活

【释名】羌活（《本经》）、羌青（《本经》）、独摇草（《别录》）、护羌使者（《本经》）、胡王使者（吴普）、长生草。

【集解】《别录》记载：独活生雍州川谷，或陇西南安，二月、八月采根曝干。

根

【修治】李时珍说：此乃服食家治法，寻常去皮或焙用尔。

【气味】苦、甘，平，无毒。

【主治】风寒所击，金疮止痛，奔豚痫痓，女子疝瘕。久服轻身耐老。（《本经》）

【发明】苏恭说：疗风宜用独活，兼水宜用羌活。

【附方】中风不语：独活一两，酒二升，煎一升，大豆五合，炒有声，以药酒热投，盖之良久，温服三合，未瘥再服。（陈延之《小品方》）

贝 母

【释名】䒷（音"萌"《尔雅》。）、勤母（《别录》）、苦菜（《别录》）、苦花（《别录》）、空草（《本经》）、药实。

【集解】《别录》记载：贝母生晋地，十月采根曝干。

根

【修治】雷敩说：凡使，先于柳木灰中炮黄，擘破，去内口鼻中有米许大者心一颗，后拌糯米于镦上同炒，待米黄，去米用。

【气味】辛，平，无毒。

【主治】伤寒烦热，淋沥邪气，疝瘕，喉痹乳难，金疮风痓。（《本经》）

【发明】承曰：贝母能散心胸郁结之气，故诗云，言采其䒷，是也。作诗者，本以不得志而言。今用治心中气不快、多愁郁者，殊有功，信矣。

【附方】吐血不止：贝母炮研，温浆水服二钱。（《圣惠方》）

山 慈 姑

【释名】金灯（《拾遗》）、鬼灯檠（《纲目》）、朱姑（《纲目》）、鹿蹄草（《纲目》）、无义草。

【集解】陈藏器说：山慈姑生山中湿地，叶似车前，根如慈姑。

根

【气味】甘、微辛，有小毒。

【主治】痈肿疮瘘瘰疬结核等，醋磨敷之。亦剥人面皮，除皯䵟。（藏器）

【附方】牙龈肿痛：红灯笼枝根，煎汤漱吐。（孙天仁《集效方》）

叶

【主治】疮肿，入蜜捣涂疮口，候清血出，效。（慎微）涂乳痈、便毒尤妙。（时珍）

【附方】中溪毒生疮：朱姑叶捣烂涂之。生东间，叶如蒜叶。（《外台秘要》）

花

【主治】小便血淋涩痛，同地柏花阴干，每用三钱，水煎服。（《圣惠》）

水 仙

【释名】金盏银台。李时珍说：此物宜卑湿处，不可缺水，故名水仙。金盏银台，花之状也。

【集解】机曰：水仙花叶似蒜，其花香甚清。九月初栽于肥壤，则花茂盛，瘦地则无花。五月初收根，以童尿浸一宿，晒干，悬火暖处。若不移宿根更旺。

根

【气味】苦，微辛，滑，寒，无毒。

【主治】痈肿及鱼骨哽。（时珍）

花

【气味】缺。

【主治】作香泽，涂身理发，去风气。又疗妇人五心发热，同干荷叶、赤芍药等分，为末，白汤每服二钱，热自退也。（时珍，出《卫生易简方》）。

草部　芳草类

藁　本

【释名】藁茇（《纲目》）、鬼卿（《本经》）、地新（《本经》）、微茎（《别录》）。李时珍说：古人香料用之，呼为藁本香。

【集解】李时珍说：江南深山中皆有之。根似芎䓖而轻虚，味麻，不堪作饮也。

【气味】（根）辛，温，无毒。元素曰：足太阳本经药。

【主治】妇人疝瘕，阴中寒肿痛，腹中急，除风头痛。（《本经》）

【发明】元素曰：藁本乃太阳经风药，其气雄壮，寒气郁于《本经》，头痛必用之药，颠顶痛非此不能除。

【附方】大实心痛，已用利药，用此彻其毒：藁本半两，苍术一两，作二服。（《活法机要》）

白　芷

【释名】白茝（音“止”，又昌海切）、芳香（《本经》）、泽芬（《别录》）、苻蓠（《别录》）、蒚（许骄切）、莞（音“官”）、叶名蒚（音“力”）麻、药（音“约”）。李时珍说：徐锴云：初生根干为芷，则白芷之义取乎此也。

【集解】《别录》记载：白芷生河东川谷下泽，二月、八月采根曝干。

根

【修治】李时珍说：今人采根洗刮寸截，以石灰拌匀，晒收，为其易蛀，并欲色白也。入药微焙。

【气味】辛，温，无毒。

【主治】女人漏下赤白，血闭阴肿，寒热，头风侵目泪出，长肌肤，润泽颜色，可作面脂。（《本经》）

【发明】李杲说：白芷疗风通用，其气芳香，能通九窍，表汗不可缺也。

【附方】偏正头风：百药不治，一服便可，天下第一方

白芷

也。香白芷炒二两五钱，川芎炒、甘草炒、川乌头半生半熟各一两，为末。每服一钱，细茶、薄荷汤调下。(《谈野翁试效方》)

芍 药

芍
药

【释名】将离(《纲目》)、犁食(《别录》)、白术(《别录》)、余容(《别录》)、䃂(《别录》)。白者名芍药(《图经》)、赤者名木芍药。李时珍说：芍芍，犹婥约也。婥约，美好貌。此草花容婥约，故以为名。罗愿《尔雅翼》言，制食之毒，莫良于芍，故得药名，亦通。

【修治】李时珍说：今人多生用，惟避中寒者以酒炒，入女人血药以醋炒耳。

【气味】苦，平，无毒。

【主治】邪气腹痛，除血痹，破坚积，寒热疝瘕，止痛，利小便，益气。(《本经》)

【发明】李时珍说：白芍药益脾，能于土中泻土。赤芍药散邪，能行血中之滞。《日华子》言：赤补气，白治血，欠审矣。产后肝血已虚，不可更泻，故禁之。

【附方】腹中虚痛：白芍药三钱，炙甘草一钱，夏月加黄芩五分，恶寒加肉桂一钱，冬月大寒再加桂一钱。水二盏，煎一半，温服。(《洁古用药法象》)

牡 丹

【释名】鼠姑(《本经》)、鹿韭(《本经》)、百两金(《唐本》)、木芍药(《纲目》)、花王。

【集解】《别录》记载：牡丹生巴郡山谷及汉中，二月、八月采根阴干。

牡
丹

根、 皮

【修治】雷敩说：凡采得根晒干，以铜刀劈破去骨，锉如大豆许，用清酒拌蒸，从巳至未，晒干用。

【气味】辛，寒，无毒。

【主治】寒热，中风瘛疭，惊痫邪气，除症坚瘀血留舍肠胃，安五脏，疗痈疮。(《本经》)

【发明】李杲说：心虚，肠胃积热，心火炽甚，心气不足者，以牡丹皮为君。

【附方】伤损瘀血：牡丹皮二两，虻虫二十一枚，熬过同捣末。每旦温酒服方寸匕，血当化为水下。(《贞元广利方》)

【附录】鼠姑。《别录》曰：味苦，平，无毒。主咳逆上气，寒热鼠瘘，恶疮邪气。一名䐐，生丹水。

山　奈

【释名】山辣(《纲目》)、三奈。

【集解】李时珍说：山奈生广中，人家栽之。根叶皆如生姜，作樟木香气。土人食其根如食姜，切断曝干，则皮赤黄色，肉白色。古之所谓廉姜，恐其类也。

根

【气味】辛，温，无毒。

【主治】暖中，辟瘴疠恶气，治心腹冷气痛，寒湿霍乱，风虫牙痛。入合诸香用。(时珍)

【附方】一切牙痛：三奈子一钱，面包煨熟，入麝香二字，为末。随左右嗋一字入鼻内，口含温水漱去，神效。名海上一字散。(《普济方》)；面上雀斑：三奈子、鹰粪、密陀僧、蓖麻子等分，研匀，以乳汁调之，夜涂旦洗去。

山　姜

【释名】美草。李时珍说：与杜若之山姜，名同物异也。

【集解】李时珍说：山姜生南方，叶似姜，花赤色甚辛，子似草豆蔻，根如杜若及高良姜。今人以其子伪充草豆蔻，然其气甚猛烈。

根

【气味】辛，热，无毒。

【主治】腹中冷痛，煮服甚效。作丸散服，辟谷止饥。(弘景)　去恶气，温中，中恶霍乱，心腹冷痛，功用如姜。(藏器)

花、子

【气味】辛，温，无毒。

【主治】调中下气，破冷气作痛，止霍乱，消食，杀酒毒。(大明)

草部　芳草类

益 智 子

【释名】时珍曰：脾主智，此物能益脾胃故也，与龙眼名益智义同。

【集解】藏器曰：益智出昆仑及交趾国，今岭南州郡往往有之。

仁

【气味】辛，温，无毒。

【主治】遗精虚漏，小便余沥，益气安神，补不足，安三焦，调诸气。夜多小便者，取二十四枚碎，入盐同煎服，有奇验。（志）

【发明】刘完素曰：益智辛热，能开发郁结，使气宣通。

【附方】小便频数：脬气不足也。雷州益智子盐炒，去盐，天台乌药等分，为末，酒煮山药粉为糊，丸如梧子大。每服七十丸，空心盐汤下。名缩泉丸。（朱氏《集验方》）

肉 豆 蔻

肉豆蔻

【释名】肉果（《纲目》）、迦拘勒。李时珍说：花实皆似豆蔻而无核，故名。

【集解】李时珍说：肉豆蔻花及实状虽似草豆蔻，而皮肉之颗则不同。颗外有皱纹，而内有斑缬纹，如槟榔纹。最易生虫，惟烘干蜜封，则稍可留。

【气味】辛，温，无毒。

【主治】暖脾胃，固大肠。（时珍）

【发明】李时珍说：土爱暖而喜芳香，故肉豆蔻之辛温，理脾胃而治吐利。

【附方】冷痢腹痛不能食者：肉豆蔻一两去皮，醋和面裹煨，捣末。每服一钱，粥饮调下。（《圣惠方》）

姜 黄

【集解】蒁、宝鼎香（《纲目》）。李时珍说：近时以扁如干姜形者，为片子姜黄；圆如蝉腹形者，为蝉肚郁金，并可浸水染色。蒁（即蓬莪术）形虽似郁金，而色不黄也。

根

姜黄

【气味】辛，苦，大寒，无毒。陈藏器说：辛少苦多，性热不冷。云大寒，误矣。

【主治】心腹结积疰忤，下气破血，除风热，消痈肿，功力烈于郁金。（《唐本》）

【发明】李时珍说：姜黄、郁金、迷药（蓬莪术）三物，形状功用皆相近。姜黄兼入脾，兼治气；古方五痹汤用片子姜黄，治风寒湿气手臂痛。

【附方】心痛难忍：姜黄一两，桂三两，为末，醋汤服一钱。（《经验后方》）

茉 莉

【释名】奈花。杨慎《丹铅录》记载：《晋书》都人簪奈花，即今茉莉花也。

【集解】李时珍说：茉莉原出波斯，移植南海，今滇、广人栽莳之。其性畏寒，不宜中土。

花

【气味】辛，热，无毒。

【主治】蒸油取液，作面脂头泽，长发润燥香肌，亦入茗汤。（时珍）

根

【气味】热，有毒。

【主治】以酒磨一寸服，则昏迷一日乃醒，二寸二日，三寸三日。凡跌损骨节脱臼接骨者用此，则不知痛也。（汪机）

【附录】素馨。李时珍说：素馨亦自西域移来，谓之耶悉茗花，即《酉阳杂俎》所载野悉蜜花也。枝干袅娜，叶似茉莉而小。其花细瘦四瓣，有黄、白二色。采花压油泽头，甚香滑也。

郁 金 香

【释名】郁香（《御览》）、红蓝花（《纲目》）、紫述香（《纲目》）、草麝香、茶矩摩（佛书）。时珍曰：汉郁林郡，即今广西、贵州、浔、柳、邕、宾诸州之地。《一统志》惟载柳州罗城县出郁金香，即此也。《金光明经》谓之茶矩摩香。此乃郁金花香，与今时所用郁金根，名同物异。

【集解】陈藏器说：郁金香生大秦国，二月、三月有花，状如红蓝，四月、五月采花，即香也。

【气味】苦，温，无毒。陈藏器说：性平。

【主治】蛊野诸毒，心腹间恶气鬼疰，鸦鹘等一切臭。入诸香药用。（藏器）

藿　香

【释名】兜娄婆香。

【集解】掌禹锡说：按南州《异物志》记载：藿香出海边国，形如都梁，叶似水苏，可着衣服中。稽含《南方草木状》记载：出交阯、九真、武平、兴古诸地，吏民自种之，榛生，五六月采，晒干乃芬香。

枝、叶

【气味】辛，微温，无毒。

【主治】风水毒肿，去恶气，止霍乱心腹痛。（《别录》）

【发明】李杲说：芳香之气助脾胃，故藿香能止呕逆，进饮食。

【附方】胎气不安，气不升降，呕吐酸水。香附、藿香、甘草二钱，为末。每服二钱，入盐少许，沸汤调服之。（《圣惠》）

叶

【修治】见泽兰下。

【气味】辛，平，无毒。李杲说：甘，寒。

【主治】利水道，杀蛊毒，辟不祥。久服益气轻身不老，通神明。（《本经》）

【发明】李时珍说：按《素问》记载：五味入口，藏于脾胃，以行其精气。津液在脾，令人口甘，此肥美所发也。其气上溢，转为消渴。治之以兰，除陈气也。

【附方】食牛马毒杀人者：省头草连根叶煎水服，即消。（唐瑶《经验方》）

马　兰

【释名】紫菊。李时珍说：其叶似兰而大，其花似菊而紫，故名。俗称物之大者为马也。

【集解】陈藏器说：马兰生泽旁，如泽兰而气臭，楚词以恶草喻恶人，北人见其花呼为紫菊，以其似单瓣菊花而紫也。又有山兰，生山侧，似刘寄奴，叶无桠，不对生，花心微黄赤，亦大破血，皆可用。

马兰

根、叶

【气味】辛，平，无毒。

【主治】主诸疟及腹中急痛，痔疮。（时珍）

【发明】《医学集成》记载：治痔用马兰根，捣敷片时，看肉平即去之。稍迟，恐肉反出也。

【附方】绞肠沙痛：马兰根叶，细嚼咽汁，立安。（《寿域神方》）

【附录】麻伯。天雄草又曰：味甘，温，无毒。主益气阴痿。生山泽中，状如兰，实如大豆，赤色。

薄　荷

【集解】菝蔺、蕃荷菜、吴菝蔺（《食性》）、南薄荷（《衍义》）、金钱薄荷。李时珍说：薄荷，人多栽莳。二月宿根生苗，清明前后分之。方茎赤色，其叶对生，入药以苏产为胜。野生者，茎叶气味都相似。

薄荷

茎、叶

【气味】辛，温，无毒。元素曰：辛、凉。

【主治】贼风伤寒发汗，恶气心腹胀满，霍乱，宿食不消，下气，煮汁服之，发汗，大解劳乏，亦堪生食。（《唐本》）

【发明】时珍曰：薄荷入手太阴、足厥阴，辛能发散，凉能清利，专于消风散热，故头痛头风眼目咽喉口齿诸病，小儿惊热及瘰疬疮疥为要药。

【附方】风气瘙痒：用大薄荷、蝉蜕等分，为末，每温酒调服一钱。（《永类钤方》）

草部 隰草类

菊

【释名】节华（《本经》）、女节（《别录》）、女华（《别录》）、女茎（《别录》）、日精（《别录》）、更生（《别录》）、傅延年（《别录》）、治蔷（《尔雅》）、金蕊（《纲目》）、阴成（《别录》）、周盈（《别录》）。时珍曰：按陆佃《埤雅》云：菊，本作蘜，从鞠。鞠，穷也。月令：九月，菊有黄华。华事至此而穷尽，故谓之蘜。

【集解】甘菊始生于山野，今则人皆栽植之。

菊

花

【气味】苦，平，无毒。

【主治】诸风头眩肿痛，目欲脱，泪出，皮肤死肌，恶风湿痹。（《本经》）

【发明】李时珍说：菊春生夏茂，秋花冬实，备受四气，饱经霜露，叶枯不落，花槁不零，味兼甘苦，性禀平和。

【附方】酒醉不醒：九月九日真菊花为末，饮服方寸匕。（《外台秘要》）

野　菊

【释名】苦薏。李时珍说：薏乃莲子之心，此物味苦似之，故与之同名。

【集解】李时珍说：苦薏处处原野极多，与菊无异，但叶薄小而多尖，花小而蕊多，如蜂窠状，气味苦辛惨烈。

根、叶、茎、花

【气味】苦，辛，温，有小毒。

【主治】治痈肿疔毒，瘰疬眼瘜。（时珍）

【附方】天泡湿疮：野菊花根、枣木，煎汤洗之。（《医学集成》）

茵 陈 蒿

【释名】陈藏器说：此虽蒿类，经冬不死，更因旧苗而生，故名茵陈，后加蒿字耳。

【集解】《别录》记载：茵陈生太山及丘陵坡岸上，五月及立秋采，阴干。

茎、叶

【气味】苦，平、微寒，无毒。

【主治】风湿寒热邪气，热结黄疸。久服轻身益气耐老。面白悦长年。白兔食之仙。（《本经》）

【发明】陶弘景说：《仙经》云：白蒿，白兔食之仙。而今茵陈乃云此，恐是误耳。

【附方】茵陈羹：除大热黄疸，伤寒头痛，风热瘴疟，利小便。以茵陈细切，煮羹食之。生食亦宜。（《食医心镜》）

夏 枯 草

【释名】夕句（《本经》）、乃东（《本经》）、燕面（《别录》）、铁色草。

【集解】《别录》记载：夏枯草生蜀郡川谷，四月采。

【正误】朱震亨说：郁臭草有臭味，即茺蔚是也；夏枯草无臭味，明是两物。俱生于春，夏枯先枯而无子，郁臭后枯而结子。

茎、叶

【气味】苦、辛，寒，无毒。之才曰：土瓜为之使。伏汞砂。

【主治】寒热瘰疬鼠瘘头疮，破症，散瘿结气，脚肿湿痹，轻身。（《本经》）

【发明】朱震亨说：本草言夏枯草大治瘰疬，散结气。有补养厥阴血脉之功，而不言及。观其退寒热，虚者可使；若实者以行散之药佐之，外以艾灸，亦渐取效。

【附方】明目补肝：肝虚目睛痛，冷泪不止，筋脉痛，羞明怕日。夏枯草半两，香附子一两，为末。每服一钱，腊茶汤调下。（《简要济众》）

刘 寄 奴 草

【释名】金寄奴（大明）、乌藤菜（《纲目》）。

【集解】苏恭说：刘寄奴草生江南。茎似艾蒿，长三四尺，叶似山兰草而尖长，一茎直上有穗，叶互生，其子似稗而细。

子 （苗 同）

【修治】雷敩说：凡采得，去茎叶，只用实。以布拭去薄壳令净，拌酒蒸，从巳至申，曝干用。

【气味】苦，温，无毒。

【主治】破血下胀。多服令人下痢。（苏恭）

【附方】大小便血：刘寄奴为末，茶调空心服二钱，即止。（《集简方》）

鸡 冠

【释名】李时珍说：以花状命名。

【集解】李时珍说：鸡冠处处有之。

鸡冠花

苗

【气味】甘，凉，无毒。

【主治】疮痔及血病。（时珍）

子

【气味】甘，凉，无毒。

【主治】止肠风泻血，赤白痢。（藏器）崩中带下，入药炒用。（大明）

花

【气味】同上。

【主治】痔漏下血，赤白下痢，崩中赤白带下，分赤白用。（时珍）

【附方】产后血痛：白鸡冠花，酒煎服之。（《李楼奇方》）

大蓟、小蓟

【释名】虎蓟（弘景）、马蓟（范汪）、猫蓟（弘景）、刺蓟（《日华》）、山牛蒡（《日华》）、鸡项草（《图经》）、千针草（《图经》）、野红花（《纲目》）。

【集解】《别录》记载：大小蓟，五月采。

大蓟根、叶

【气味】甘，温，无毒。陶弘景说：有毒。甄权说：苦，平。大明曰：叶凉。

【主治】女子赤白沃，安胎，止吐血鼻衄，令人肥健。（《别录》）

小蓟根、苗

【气味】甘，温，无毒。大明说：凉。

【主治】养精保血（《别录》）；作菜食，除风热。夏月热烦不止，捣汁半升服，立瘥。（孟诜）

【发明】大明说：小蓟力微，只可退热，不似大蓟能健养下气也。

【附方】疔疮恶肿：千针草四两，乳香一两，明矾五钱，为末。酒服二钱，出汗为度。（《普济方》）

苎　麻

【释名】李时珍说：苎麻作纻，可以绩纻。故谓之纻。凡麻丝之细者为绤，粗者为纻。陶弘景云：苎即今绩苎麻是也。麻字从广，从林（音"派"），象屋下林麻之形。广音"掩"。

【集解】苏颂曰：苎麻旧不著所出州土，今闽、蜀、江、浙多有之。剥其皮可以绩布。苗高七、八尺。叶如楮叶而无叉，面青背白，有短毛。夏秋间着细穗青花。其根黄白而轻虚，二月、八月采。按陆玑《草木疏》云：苎一科数十茎，宿根在土中，至春自生，不须栽种。荆扬间岁三刈，诸园种之岁再刈，便剥取其皮，以竹刮其表，厚处自脱，得里如筋者煮之，用缉布。今江、浙、闽中尚复如此。

李时珍说：苎，家苎也。又有山苎，野苎也。有紫苎，叶面紫；白苎，叶面青，其背皆白。可刮洗煮食救荒，味甘美。其子茶褐色，九月收之，二月可种。宿根亦自生。

苎麻

根

【气味】甘，寒，无毒。甄权说：甘，平。大明说：甘、滑、冷，无毒。

【主治】安胎，贴热丹毒。（《别录》）治心膈热，漏胎下血，产前后心烦，天行热疾，大渴大狂服金石药人心热，署毒箭、蛇虫咬。（大明）沤苎汁，止消渴。（《别录》）

【发明】朱震亨说：苎根大能补阴而行滞血，方药或恶其贱，似未曾用也。陈藏器说：苎性破血，将苎麻与产妇枕之，止血远。产后腹痛，以苎安腹上即止也。又蚕咬人毒入肉，取苎汁饮之。今人以苎近蚕种。则蚕不生是矣。

【附方】痰哮咳嗽：苎根煅存性，为末，生豆腐蘸三五钱，食即效。未全，可以肥猪肉二三片蘸食，甚妙。（《医学正传》）肛门肿痛：生苎根捣烂，坐之食。（《濒湖集简方》）

叶

【气味】同根。

【主治】金疮伤折血出，瘀血。（时珍）

【发明】李时珍说：苎麻叶甚散血，五月五日收取，和石灰捣作团，晒干收贮。遇有金疮折损者，研末敷之，即时血止，且易痂也。按李仲南《永类方》云：凡诸伤瘀血不散者，五六月收野苎叶、苏叶，擂烂，敷金疮上。如瘀血在腹内，顺流水绞汁服即通，血皆化水。以生猪血试之，可验也。秋冬用干叶亦可。

【附方】骤然水泻：日夜不止，欲死，不拘男妇。用五月五日采麻叶，阴干为末。每服二钱，冷水调下。勿吃热物，令人闷倒。只吃冷物。小儿半钱。（《杨子建护命方》）蛇虺咬伤：青麻嫩头捣汁，和酒等分，服三盏。以渣敷之，毒从窍中出，以渣弃水中即不发。看伤处有窍是雄蛇，无窍是雌蛇，以针挑破伤处成窍，敷药。（《摘玄方》）

苘　麻

苘麻

【释名】白麻。李时珍说：苘一作䔛，又作蒜。种必连顷，故谓之顷也。

【集解】苏恭说：苘即䔛麻也。今人取皮作布及索者。实似大麻子，九月、十月采，阴干。苏颂说：处处有之。北人种以绩布，及打绳索。苗高四、五尺或六七尺，叶似苎而薄，花黄，实壳如蜀葵，其中子黑色。李时珍说：苘麻今之白麻也。多生卑湿处，人亦种之。叶大似桐叶，团而有尖。六七月开黄花。结实如半磨形，有齿，嫩青老黑。中子扁黑，状如黄葵子。其茎轻虚洁白。北人取皮作麻。以茎蘸硫黄作焠灯，引火甚速。其嫩子，小儿亦食之。

实

【气味】苦，平，无毒。

【主治】赤白冷热痢，炒研为末，每蜜汤服一钱。痈肿无头者，吞一枚。（苏恭）生眼翳瘀肉，起倒睫拳毛。（时珍）

根

【主治】亦治痢，古方用之。（苏颂）

【附方】一切眼疾：茼麻子一升，为末。以獖猪肝批片，蘸末炙熟，再蘸再炙，未尽乃为末。每服一字，陈米饮下，日三服。（《圣济总录》）

大　青

【释名】李时珍说：其茎叶皆深青，故名。

【集解】《别录》记载：大青三四月采茎，阴干。

茎、叶

【气味】苦，大寒，无毒。甄权说：甘。李时珍说：甘、微咸，不苦。

【主治】时气头痛，大热口疮。（《别录》）

【发明】苏颂说：古方治伤寒黄汗、黄疸等，有大青汤。又治伤寒头身强、腰脊痛，葛根汤内亦用大青。大抵时疾多用之。

【附方】喉风喉痹：大青叶捣汁灌之，取效止。（《卫生易简方》）

芦

【释名】葭葭（音"加"）、花名蓬蕽（《唐本》）、笋名蘿。李时珍说：按毛苌《诗疏》云：苇之初生曰葭，未秀曰芦，长成曰苇。苇者，伟大也。芦者，色卢黑也。葭者，嘉美也。

【集解】苏恭说：二月、八月采根，晒干用。

雷敩说：芦根需要逆水生，并黄泡肥厚者，去须节并赤黄皮用。

根

【气味】甘，寒，无毒。

【主治】消渴客热，止小便。（《别录》）疗反胃呕逆不下食，胃中热，伤寒内热，弥良。（苏恭）

【气味】小苦，冷，无毒。

【主治】膈间客热，止渴，利小便，解河豚及诸鱼蟹毒。（宁原）解诸肉毒。（时珍）

【发明】李时珍说：按《雷公炮炙论序》云：益食加筋，须煎芦、朴。注云：用逆水芦根并厚朴二味等分，煎汤服。盖芦根甘能益胃，寒能降火故也。

【附方】骨蒸肺痿：芦根、麦门冬、地骨皮、生姜各十两，橘皮、茯苓各五两，水二斗，煮八升，去滓，分五服，取汗乃瘥。（《外台秘要》）

蓬蕽

【气味】甘，寒，无毒。

【主治】霍乱。水煮浓汁服，大验。（苏恭）煮汁服，解中鱼蟹毒。（苏颂）烧灰吹鼻，止衄血。亦入崩中药。（时珍）

【附方】干霍乱病：芦蓬茸一把，水煮浓汁，顿服二升。（《肘后方》）诸般血病：水芦花、红花、槐花、白鸡冠花、茅花等分，水二钟。煎一钟服。（《万表积善堂方》）

甘　蔗

【释名】芭蕉（《衍义》）、天苴（《史记注》）、芭苴。

【集解】陶弘景说：甘蔗本出广州。今江东并有，根叶无异，惟子不堪食耳。

【气味】甘，大寒，无毒。苏恭说：性冷，不益人。多食动冷气。

【主治】生食，止渴润肺。蒸熟晒裂，舂取仁食，通血脉，填骨髓。（孟诜）

根

【气味】甘，大寒，无毒。苏恭说：寒。

【主治】痈肿结热。（《别录》）又治头风游风。（大明）

【附方】疮口不合：芭蕉根取汁，抹之良。（《直指方》）

蕉油（以竹筒插入皮中，取出，瓶盛之）

【气味】甘，冷，无毒。

【主治】头风热，止烦渴，及汤火伤。梳头，止女人发落，令长而黑（大明）。暗风痫病，涎作晕闷欲倒者，饮之取吐，极有奇效。（苏颂）

甘蔗

【附方】小儿截惊：以芭蕉汁、薄荷汁煎匀，涂头顶，留囟门，涂四肢，留手足心勿涂，甚效。(《邓笔峰杂兴》)

叶

【主治】肿毒初发，研末，和生姜汁涂之。(时珍《圣惠方》)

【附方】岐毒初起：芭蕉叶，熨斗内烧存性，入轻粉，麻油调涂，一日三上，或消或破，皆无痕也。(《仁斋直指方》)

花

【主治】心痹痛：烧存性研，盐汤点服二钱。(《日华》)

麻　黄

【释名】龙沙(《本经》)、卑相(《别录》)、卑盐(《别录》)。李时珍说：诸名殊不可解。或云其味麻，其色黄，未审然否？

【集解】《别录》记载：麻黄生晋地及河东，立秋采茎，阴干令青。

茎

【修治】陶弘景说：用之折去节根，水煮十余沸，以竹片掠去上沫。沫令人烦，根节能止汗故也。

【气味】苦，温，无毒。

【主治】中风伤寒头痛，温疟，发表出汗，去邪热气，止咳逆上气，除寒热，破症坚积聚。(《本经》)

【发明】陶弘景说：麻黄疗伤寒，解肌第一药。

【附方】伤寒黄疸：表热者，麻黄醇酒汤主之。麻黄一把，去节绵裹，美酒五升，煮取半升，顿服取小汗。春月用水煮。(《千金方》)

根、节

【气味】甘，平，无毒。

【主治】止汗，夏月杂粉扑之。(弘景)

【发明】甄权说：麻黄根节止汗，以故竹扇杵末同扑之。又牡蛎粉、粟粉并麻黄根等分，为末，生绢袋盛贮。盗汗出，即扑，手摩之。

麻黄

【附方】盗汗阴汗：麻黄根、牡蛎粉为末，扑之。

【附录】云花草：李时珍说：按葛洪《肘后方》治马疥，有云花草，云状如麻黄，而中坚实也。

石 龙 刍

【释名】龙须（《本经》）、龙修（《山海经》）、龙华（《别录》）、龙珠（《本经》）、悬莞（《别录》）、草续断（《本经》）、缙云草（《纲目》）、方宾（（《别录》））、西王母簪。

【集解】《别录》记载：石龙刍生梁州山谷湿地，五月、七月采茎曝干，以九节多珠者良。李时珍说：龙须丛生，状如粽心草及凫茈，苗直上，夏月茎端开小穗花，结细实，并无枝叶。今吴人多栽莳织席，他处自生者不多也。

龙须草

茎

【气味】苦，微寒，无毒。《别录》曰：微温。

【主治】心腹邪气，小便不利淋闭，风湿鬼疰恶毒。久服补虚羸，轻身，耳目聪明，延年。（《本经》）

灯 心 草

【释名】虎须草（《纲目》）、碧玉草（《纲目》）。

【集解】马志说：灯心草生江南泽地，丛生，茎圆细而长直，人将为席。

茎、根

【修治】李时珍说：灯心难研，以粳米粉浆染过，晒干研末，入水澄之，浮者是灯心也，晒干用。

【气味】甘，寒，无毒。张元素说：辛、甘，阳也。吴绶曰：淡，平。

【主治】五淋，生煮服之。败席煮服，更良。（《开宝》）

【附方】夜不合眼：难睡。灯草煎汤代茶饮，即得睡。（《集简方》）

地　黄

【释名】芐（音"户"）、芑（音"起"）、地髓（《本经》）。

【集解】《别录》记载：地黄生咸阳川泽黄土地者佳，二月、八月采根阴干。

干　地　黄

【修治】陈藏器说：干地黄，《本经》不言生干及蒸干。方家所用二物各别，蒸干即温补，生干即平宣，当依此法用。

【气味】甘，寒，无毒。《别录》曰：苦。甄权说：甘，平。

【主治】伤中，逐血痹，填骨髓，长肌肉。作汤除寒热积聚，除痹，疗折跌绝筋。久服轻身不老，生者尤良。（《本经》）

生　地　黄

【气味】大寒。

【主治】妇人崩中血不止，及产后血上薄心闷绝。伤身胎动下血，胎不落，堕坠跌折，瘀血留血，鼻衄吐血，皆捣饮之。（《别录》）

【发明】王好古说：生地黄入手少阴，又为手太阳之剂，故钱仲阳泻丙火与木通同用以导赤也。诸经之血热，与他药相随，亦能治之。溺血、便血皆同。

熟　地　黄

【修治】雷敩说：采生地黄去皮，瓷锅上柳木甑蒸之，摊令气歇，拌酒再蒸，又出令干。勿犯铜铁器，令人肾消并发白，男损营，女损卫也。

【气味】甘、微苦，微温，无毒。

【主治】填骨髓，长肌肉，生精血，补五脏内伤不足，通血脉，利耳目，黑须发，男子五劳七伤，女子伤中胞漏，经候不调，胎产百病。（时珍）

【发明】张元素说：地黄生则大寒而凉血，血热者须用之；熟则微温而补肾，血衰者须用之。又脐下痛属肾经，非熟地黄不能除，乃通肾之药也。

【附方】病后虚汗：口干心躁。熟地黄五两，水三盏，煎一盏半，分三服，一日尽。（《圣惠方》）

地黄

牛　膝

【释名】牛茎（《广雅》）、百倍（《本经》）、山苋菜（《救荒》）、对节菜。

【集解】《别录》记载：牛膝生河内川谷及临朐，二月、八月、十月采根，阴干。

根

【修治】李时珍说：今惟以酒浸入药，欲下行则生用，滋补则焙用，或酒拌蒸过用。

【气味】苦、酸，平，无毒。

【主治】寒湿痿痹，四肢拘挛，膝痛不可屈伸，逐血气，伤热火烂，堕胎。久服轻身耐老。（《本经》）

【发明】甄权说：病人虚羸者，加而用之。

牛
膝

【附方】劳疟积久不止者：长大牛膝一握，生切，以水六升，煮二升，分三服。清早一服，未发前一服，临发时一服。（《外台秘要》）　消渴不止，下元虚损：牛膝五两为末，生地黄汁五升浸之，日曝夜浸，汁尽为度，蜜丸梧子大，每空心温酒下三十丸。久服壮筋骨，驻颜色，黑发，津液自生。（《经验后方》）

茎、叶

【气味】缺。

【主治】寒湿痿痹，老疟淋秘，诸疮。功同根，春夏宜用之。（时珍）

【附方】气湿痹痛，腰膝痛：用牛膝叶一斤切，以米三合，于豉汁中煮粥，和盐酱，空腹食之。（《圣惠方》）

麦　门　冬

【释名】虋（音门）冬。《名医别录》谓禹余粮。陕西一带称羊韭。山东一带称爱韭。湖北、湖南称马韭。江浙一带叫羊耆。《吴普本草》叫禹韭、忍冬、忍凌、不死药。亦名阶前草。陶弘景说：根像矿麦，故称麦门冬。李时珍说：麦须称虋，此草根似麦而有须，叶像韭菜，严酷的冬季不凋零，故称麦虋冬。又有诸韭、忍冬各种名称。俗称门冬，便于书写。吃此药能够代替五谷，因此有余粮、不死的称谓。《吴普本草》又名仆垒、随脂。

【集解】《名医别录》说：麦门冬的叶像韭叶，冬夏季均生长，长在山谷及堤坡肥土石缝处，二、三、八、十月采根，阴干。《吴普本草》说：生山谷肥沃地方，丛生，叶片像韭菜，果实青黄，采集不分季节。

麦门冬

根

【修治】陶弘景说：凡是使用应选肥大的，开水烫一下，抽去心，不然令人烦，一般一斤需减少四五两。李时珍说：凡入煎剂，用开水润湿，稍过一会儿抽去心，或者用瓦焙软，乘热去心。如果入丸散剂，要用瓦焙热，吹冷，反复三四次，就容易干，并且不损伤药力；或者用开水浸，捣成膏也可；配合在滋补药中，就用酒浸。

【气味】甘，平，无毒。

【主治】《神农本草经》记载：主治胸腹气结，脾胃受损饱胀，胃气受损，清瘦短气。久服减肥，抗衰老，不饥饿。《日华诸家本草》说：治各种劳伤，安定神志，止咳嗽，治肺痿吐脓、时行病发热、狂躁、头痛。

【发明】寇宗奭说：麦门冬主治肺热，味苦，但主泄不主收，有寒邪的人不能服。治疗心肺虚热以及虚劳，与地黄、阿胶、麻仁，都能滋润经脉，补血，通心脉，与五味子、枸杞子都是生脉的药。

【附方】《图经本草》：补中益心，美肌肤，安神补气，使人肥壮。用麦门冬煎：取新鲜麦门冬根去心，捣烂绞汁与白蜜和匀，如饴糖即成，用温酒每日送服。服用金石药过多发病。麦冬六两，人参四两，炙甘草二两，研末，蜜丸如梧子大，每次服五十丸，一日二次。《普济方》：咽喉生疮，是由于脾肺虚热上攻所致。用麦冬一两，黄连半两，研末，炼蜜为丸如梧子大，每次服二十丸，用麦冬煎汤送服。

淡 竹 叶

【释名】《本草纲目》称淡竹叶，根叫碎骨子。

李时珍说：竹叶是以像形取名，碎骨是说它能堕胎。

【集解】李时珍说：原野到处有淡竹叶，春天生苗，高数寸，细茎绿叶，很似竹的种子落地长的细竹的茎叶，它的根一窝有几十根须，须上面结子，与麦冬一样，但比麦冬坚硬，随时可采，八九月间长出茎，结小长穗，乡下人采它根苗，捣汁和米作酒曲，很芳香。

【气味】甘，寒，无毒。

【主治】李时珍说：叶去烦热，利小便，清心热；根能堕胎流产。

葵

【校正】自菜部移入此。

【释名】《本草纲目》称露葵。又名滑菜。李时珍说：根据《尔雅翼》介绍，葵，即揆，有揣度之意。葵叶向太阳，不使太阳光照它的根，就是预测太阳所在的方位。古时人们采葵一定要等露水退去，所以称露葵。现在称滑菜，指它的特性。古时将葵作为五菜（葵、韭、藿、薤、葱）的首位，现在不再食它，故将葵移到此。

冬葵

【集解】《名医别录》说：冬葵子生长在少室山。陶弘景说：秋天种葵，覆盖保温，经过冬天，到春天结子，称为冬葵，药性很滑利，春葵子性也滑利，但不能作药用。

叶

【气味】甘，寒，滑，无毒。《名医别录》说：是百菜之王，心（茎秆和葵头中的瓤）不能吃，损伤人。陶弘景说：葵叶很寒凉通利，不能多吃。

【主治】孙思邈说：是治疗脾病的菜，益脾脏，利畅胃气，通利大便。苏颂说：宜导下积滞，孕妇食了会流产。

【发明】李时珍说：根据唐朝《外台秘要》记载，流行斑疮，很快遍布全身，疮头都有白浆，这是恶性毒气。唐高宗永徽四年，这种疮从西域向东流行到内地，只煮葵菜叶同蒜汁一吃就愈。《圣惠方》也记载，小儿发斑，用生葵菜叶绞汁，少量服用，散恶性毒气，这就是痘疮。现在的医生治痘疮，只担心病人大小便频繁，滑泄元气，以致痘疮不能外透，葵菜滑利二便，似乎不太适宜，而过去人们依赖葵菜。

【附方】《食物本草》：水火烫伤疮疡，葵菜研末外敷。《千金方》：毒蛇、蝎子螫伤，用葵菜捣汁服。《普济方》：误吞铜钱。用葵菜捣取汁冷饮。

冬 葵 子

【气味】甘，寒，无毒。

【主治】《神农本草经》记载：主治五脏六腑寒热、身体瘦弱、癃闭，能通利小便。久服使骨质坚硬、肌肉丰满、身轻体健、延年益寿。《名医别录》：治疗妇女乳汁不通，乳房肿痛。孟诜说：促使痈疽溃破。陶弘景说：解丹石的毒。李时珍说：通导大便，消除水肿，堕胎，治痢疾。

【发明】李时珍说：冬葵子气味俱薄，淡渗滑利为阳，因此能利二便通乳汁，消除水肿，堕胎。根、叶与种子功用相同。据陈自明《妇人良方》介绍，授乳期的妇女气机血脉壅塞，乳汁不通，以及经络凝滞，乳房胀痛，久之壅塞成乳痈毒盛的，将葵菜子炒香，与砂仁等分，共为末，用热酒送服二钱，此方滋助气脉，通行气血，行导津液，效果很好，这是上蔡张不愚的方法。

【附方】《千金方》：二便胀满不通，难受极了：用冬葵子二升，水四升，煮取一升，加猪油作丸如鸡蛋大服，也可用冬葵子研末，猪油作丸如梧桐子大，每次服五十丸，效果好。小便疼痛，淋涩不尽，尿中有血：冬葵子一升，水三升，煮汁，每日三次。妊娠小便淋沥不尽、下血：冬葵子一升，水三升，煮取二升，分次服。胎死腹中：冬葵子研末，用酒吞服方寸匕，如果产妇牙关紧闭不开，灌冬葵子后可以马上苏醒。胎衣不下：冬葵子一合，牛膝一两，水二升，煎取一升服。解蜀椒毒：冬葵子煮汁饮服。

蜀 羊 泉

【释名】《名医别录》称羊泉、羊饴。又名漆姑草。李时珍说：各种名称不知是什么意思，能治疗油漆过敏生疮，所以叫漆姑。

【集解】《名医别录》说：蜀羊泉生长在蜀郡的山谷。陶弘景说：一般不用此药，人们不认识此药。李时珍说：漆姑有二种，苏敬所说是蜀羊泉，陶弘景、陈藏器所说的是远志，苏颂说的是老鸦眼睛草，即龙葵，黄蜂做蜂房，衔漆姑草汁为蜂房蒂，就是这种草。

【气味】甘，微寒，无毒。

【主治】《神农本草经》记载：治疗头发脱掉，祛热气，恶疮、疥癣瘙痒结痂、皮肤寄生虫。《名医别录》：治疗龋齿，妇女阴道损伤，皮下肿胀。苏敬：主治小儿惊风，促使毛发生长，捣烂涂治漆疮。李时珍说：《摘玄方》介绍，蚯蚓咬伤，将蜀羊泉捣烂，加黄丹调和外敷。

【附方】《摘玄方》：黄疸病。漆草一把，捣取汁加酒服，一般不超过三五次即愈。

蜀羊泉

迎 春 花

【集解】李时珍说：处处人家栽插之，丛生，高才二三尺，方茎厚叶。叶如初生小椒叶而无齿，面青背淡。对节生小枝，一枝三叶。正月初开小花，状如瑞香，花黄色，不结实。

叶

【气味】苦，涩，平，无毒。

【主治】肿毒恶疮，阴干研末，酒服二三钱，出汗便瘥。（《卫生易简方》）

款 冬 花

【释名】郭璞称款冻，《尔雅》称颗冻、菟奚。《名医别录》谓氏冬。《本草衍义》叫钻冻。《本经》称橐吾、虎须。李时珍说：据介绍，洛水到年底严寒时，款冬在荒野草冰之中生长，颗冻名称即由此而来。后代人错为款冬，即款冻。款就是到的意思，到冬开花。寇宗奭说：各种草木，只有款冬不怕冰雪，最先迎接春天，因此叫钻冻，虽然在冰雪之下，到时也能生芽，春天人们采吃。入药以刚开花的为好，如果已开放则药力差，现在人们多使用像筷子头大的，可能没有开花。

【集解】《名医别录》记载：款冬生长在常山山谷以及上党水旁，十一月采花阴干。陶弘景说：以河北最多，形状像尚未舒展的宿莼的好，茎内有丝。其次出高丽百济，其花似大菊花，产四川北部宕昌，但都不如河北产者。款冬花在冰地下生长，十二月、正月采集。苏敬说：产雍州南部山谷溪水边，以及华州山谷间，叶子比葵叶大，花从根的茎部长出。苏颂说：关中亦产。

款冬花

【修治】雷敩说：凡采集后，要去掉向里包裹花蕊壳，连同枝叶，用甘草水浸一夜，再用款冬叶裹一夜后，去叶晒干用。

【气味】辛，温，无毒。

【主治】《神农本草经》记载：主治肺气上逆咳嗽喘息、咽喉痹塞、各种惊痫、寒热邪气。《名医别录》：主治消渴、呼吸喘气。甄权说：治疗肺气喘促气急、低热困乏、虚劳咳嗽不止、痰唾稠粘、肺痿肺痈、吐脓血。《日化诸家本草》：润泽心肺，补益五脏，除烦消痰，清肝明目，以及中风等疾患。

【发明】苏颂说：《神农本草经》用它主治咳嗽气逆，古今的方子都最常用其温肺治咳嗽。崔知悌治疗久咳用熏法，每天早晨用鸡蛋大小样的款冬花，拌少量蜂蜜使它润泽，放入一升的铁铛中，再用一瓦碗钻一小孔，在孔内插一小笔管，用面和成糊状密封，不要漏气，铁铛下加炭火，不一会儿烟从筒中出，用口含服，咽下，如果胸中稍闷，须抬头，并将手指头按住筒口，不使它漏烟，咽到烟出完为止，五日一疗程，到第六日，饱吃羊肉饼，永不复发。寇宗奭说：一人患咳嗽很久，有人告诉用款冬花三两，在无风的地方用笔管吸烟，满口烟后含咽，几日后果然有效。

【附方】《济生方》：咳嗽痰中带血。款冬花、百合蒸后，焙干，等分研末，用蜜做成如龙眼大小，每次睡前嚼一丸，姜汤送下。

决　明

【释名】李时珍说：此马蹄决明也，以明目之功而名。又有草决明、石决明，皆同功者。草决明即青葙子，陶氏所谓萋蒿是也。

【集解】李时珍说：决明有两种：一种马蹄决明，茎高三四尺，叶大于苜蓿，而本小末奓，昼开夜合，两两相帖，秋开淡黄花五出，结角如初生细豇豆，长五六寸。角中子数十粒，参差相连，状如马蹄，青绿色，入眼目药最良。一种茳芒决明，《救荒本草》所谓山扁豆是也。苗茎似马蹄决明，但叶之本小末尖，正似槐叶，夜亦不合。秋开深黄花五出，结角大如小指，长二寸许。角中子成数列，状如黄葵子而扁，其色褐，叶甘滑。二种苗叶皆可作酒曲，俗呼为独占缸。但茳芒嫩苗及花与角子，皆可瀹茹及点茶食；而马蹄决明苗角皆韧苦，不可食也。

马蹄决明

子

【气味】咸，平，无毒。

【主治】治肝热风眼赤泪。每旦取一匙挼净，空心吞之，百日后夜见物光。（甄权）

【发明】李时珍说：《相感志》言：圃中种决明，蛇不敢入。丹溪朱氏言：决明解蛇毒，本于此也。王旻《山居录》言：春月种决明，叶生采食，其花阴干亦可食，切忌泡茶，多食无不患风。按马蹄决明苗角皆韧而苦，不宜于食。纵食之，有利五脏明目之功，何遂至于患风耶？

【附方】积年失明：决明子二升为末，每食后粥饮服方寸匕。（《外台秘要》）青盲雀目：决明一升，地肤子五两，为末，米饮丸梧子大，每米饮下二三十丸。（《普济方》）目赤肿痛：决明子炒研，茶调傅两太阳穴。干则易之。（《医方摘玄》）

车　　前

车
前

【释名】当道（《本经》）、茾苜、马舄、牛遗（并《别录》）、牛舌草（《诗疏》）、车轮菜（《救荒》）、地衣（《纲目》）、蛤蟆衣（《别录》）。

【集解】《别录》记载：车前生真定平泽丘陵阪道中，五月五日采，阴干。

子

【修治】李时珍说：凡用须以水淘洗去泥沙，晒干。入汤液，炒过用；入丸散，则以酒浸一夜，蒸熟研烂，作饼晒干，焙研。

【气味】甘，寒，无毒。

【主治】气癃止痛，利水道小便，除湿痹。久服轻身耐老。（《本经》）

【发明】陶弘景说：车前子性冷利，仙经亦服饵之，云令人身轻，能跳越岸谷，不老长生也。

【附方】补虚明目驻景丸：治肝肾俱虚，眼昏黑花，或生障翳，迎风有泪。久服补肝肾，增目力。车前子、熟地黄（酒蒸焙）各三两，菟丝子（酒浸）五两，为末，炼蜜丸梧子大。每温酒下三十丸，日二服。（《和剂局方》）

叶、根

【修治】雷敩说：凡使须一窠有九叶，内有蕊，茎可长一尺二寸者。和蕊叶根，去土了，称一镒者，力全。使叶勿使蕊茎，锉细，于新瓦上摊干用。

【气味】甘，寒，无毒。

【主治】金疮，止血衄鼻，瘀血血瘕，下血，小便赤，止烦下气，除小虫。（《别录》）

【发明】陶弘景说：其叶捣汁服，疗泄精甚验。

【附方】小便不通：车前草一斤，水三升，煎取一升半，分三服。一方，入

白话本草纲目

冬瓜汁。一方，入桑叶汁。（《百一方》）

狗 舌 草

【集解】苏恭说：狗舌生渠堑湿地，丛生。叶似车前而无纹理，抽茎开花，黄白色。四月、五月采茎，曝干。

【气味】苦，寒，有小毒。

【主治】蛊疥瘑疮，杀小虫。为末和涂之，即瘥。（苏恭）

狗 尾 草

【释名】莠、光明草（《纲目》）、阿罗汉草。李时珍说：莠草秀而不实，故字从秀。穗形象狗尾，故俗名狗尾。其茎治目痛，故方士称为光明草、阿罗汉草。

【集解】李时珍说：原野垣墙多生之。苗叶似粟而小，其穗亦似粟，黄白色而无实。采茎筒盛，以治目病。恶莠之乱苗，即此也。

茎

【主治】疣目，贯发穿之，即干灭也。凡赤眼拳毛倒睫者，翻转目睑，以一二茎蘸水戛去恶血，甚良。（时珍）

连 翘

【释名】《尔雅》称连、异翘。《药性本草》称旱莲子。《神农本草经》叫兰华、三廉、折根。张仲景将根叫连轺。李时珍说：根据《尔雅》所说，连，异翘，就是本名叫连，又名异翘，因此合称为连翘。连轺也作莲苕，就是《神农本草经》下品翘根。唐代苏敬修订本草列入"有名未用"中，现在合并为一。旱莲是小翘，人们作为鳢肠，因此同名。

【集解】《名医别录》说：连翘生泰山山谷，八月采收，阴干。陶弘景说：到处有，现在用茎连花果实。

【气味】苦，平，无毒。

连翘

【主治】《神农本草经》记载：主治寒热鼠瘘瘰疬、痈肿、恶疮、瘿瘤、热结蛊毒。《日华诸家本草》：通利小肠，排脓，治疮疖，止痛，通月经。

【发明】李时珍说：连翘形状像人心，两片合成，里面有果仁，很香，是少阴心经、厥阴心包经气分主药。各种疼痛、痒疾、疮疡都属心经病变，因此是十二经疮疡圣药，又清手足少阳、手阳明三经气分的热。

【附方】《集验方》：痔疮肿痛。连翘煎汤熏洗，再用刀上飞过的绿矾加麝香贴。

茎、叶

【主治】李时珍说：治心肺积热。

根

【气味】甘，寒、平，有小毒。

【主治】《神农本草经》：下热气，益阴精，使人面色好，明目，久服减肥抗衰老。李时珍说：治疗伤寒瘀热欲发黄疸。

蓝　淀

【释名】李时珍说：淀，俗作靛。南方人掘地作坑，用蓝浸水一夜，加入石灰反复搅，澄清去水，就是青黑色。也可以干收，用来染青蓝色。将搅起的浮沫捞出阴干，称靛花，也就是青黛。

【气味】辛、甘，寒，无毒。

【主治】陈藏器说：解各种毒，敷热疮，治小儿秃疮热肿。李时珍说：止血杀虫，治噎膈病。

【发明】李时珍说：靛是蓝与石灰作成，它的气味与蓝稍有不同，但止血、拔毒，杀虫的作用似乎比蓝好。

【附方】《圣惠方》：时行热毒致心神烦躁。蓝靛一匙，用从井中汲上来的水一盏服。《子母秘录》：小儿热毒丹毒。蓝靛外敷。《普济方》：误吞水蛭。青靛调水饮，随大便排出。

青　黛

【释名】《本草纲目》称靛花。又名青蛤粉。李时珍说：黛，是眉色。刘熙《释名》说：去掉眉毛，用此代替，因此叫黛。

【集解】马志说：青黛从波斯国来，现用太原以及庐陵、南康等处，染淀瓮上沫紫碧色者用之，与青黛同功。李时珍说：波斯青黛，也是外国蓝靛花，既然不可能弄到，那么中国靛花也可用，或者不得已用青布浸汁代替，卖药的人用干靛代替，然而有石灰，入药服应当详细审视。

【气味】咸，寒，无毒。

【主治】《开宝本草》记载：解各种药毒，小儿多种热邪，惊风，痛症发热，流行头痛寒热，和水研服。也可磨敷热疮恶肿、刀伤出血及蛇、犬等毒邪。甄权说：去小儿疳积发热，杀虫。陈藏器说：治小儿丹毒热，和水服，同鸡蛋清、大黄末同用，敷疮痈蛇毒伤。朱震亨说：祛烦热、吐血、咯血、斑疮阴疮，杀恶虫。

【发明】寇宗奭说：青黛是从蓝中提炼的。有一妇人从脐下腹上，连及阴部遍生湿疮，状如马爪疮，热痒又痛，大小便困难，出黄汁，饮食也减少，身面微肿。医生当作恶疮诊治，用鳗鲡鱼、松脂、黄丹涂擦，热痛更厉害。细问病喜饮酒，喜食蟹鱼动风发物，连忙叫病人洗去膏药，用马齿苋四两，捣烂，加入青黛一两，再研匀涂擦，当时热减退，痛痒都消，仍用八正散，每日服三次，祛除邪热。药干即加药，连用二日，病去三分之一，五日，病去三分之二，二十日愈。这是中下焦蓄风热毒气。若不祛除，会患肠痈内痔。这应禁酒色发物，然而不能禁，后来果然患内痔。

【附方】《医学正传》：心口热痛：用姜汁调青黛一钱服。《中藏经》：肺热咯血：用青饼子、青黛一两，杏仁用牡蛎炒过一两，研匀，黄蜡化和，作成三十个饼子，每次服一饼。用干柿半个夹定，湿纸包裹，煨香嚼食，粥饮送服，每日三次。

火 炭 母 草

【集解】苏颂说：生南恩州原野中。茎赤而柔，似细蓼。叶端尖，近梗形方。夏有白花。秋实如菽，青黑色，味甘可食。

叶

【气味】酸，平，有毒。

【主治】去皮肤风热，流注骨节，痈肿疼痛。不拘时采，于坩器中捣烂，以盐酒炒，敷肿痛处，经宿一易之。（苏颂）

火炭母草

荩 草

【释名】黄草（《吴普》）、绿竹（《唐本》）、绿蓐（《唐本》）、荩草（《纲目》）、鵝草、王刍（《尔雅》）、鸱脚莎。李时珍说：此草绿色，可染黄，故曰黄，曰绿也。荩、鵝乃北人呼绿字音转也。古者贡草入染人，故谓之王刍，而进忠者谓之荩臣也。《诗》云：终朝采绿，不盈一掬。许慎《说文》云：荩草可以染黄。《汉书》云：诸侯鵝绶。晋灼注云：鵝草出琅琊，似艾可染，因以名绶。皆谓此草也。

【集解】《别录》记载：荩草生青衣川谷，九月、十月采，可以染作金色。

【气味】苦，平，无毒。吴普说：神农、雷公：苦。之才曰：畏鼠负。

【主治】久咳上气喘逆，久寒惊悸，痂疥白秃疡气，杀皮肤小虫。（《本经》）治身热邪气，小儿身热。（《吴普》）洗一切恶疮，有效。（大明）

半 边 莲

【集解】李时珍说：半边莲，小草也。生阴湿塍堑边。就地细梗引蔓，节节而生细叶。秋开小花，淡红紫色，止有半边，如莲花状，故名。又呼急解索。

【气味】辛，平，无毒。

【主治】蛇虺伤，捣汁饮，以滓围涂之。又治寒齁气喘，及疟疾寒热，同雄黄各二钱，捣泥，碗内覆之，待色青，以饭丸梧子大。每服九丸，空心盐汤下。（时珍）

水 甘 草

【集解】苏颂说：生筠州，多在水旁。春生苗，茎青，叶如柳，无花。土人七月、八月采，单用，不入众药。

【气味】甘，寒，无毒。

【主治】小儿风热丹毒，同甘草煎饮。（苏颂）

蒺 藜

【释名】茨（《尔雅》）、旁通（《本经》）、屈人（《本经》）、止行（《本经》）、豺羽（《本经》）、升推。李时珍说："蒺，疾也；藜，利也；茨，刺也。其刺伤人，甚疾而利也。屈人、止行，皆因其伤人也。"

【集解】李时珍说：蒺藜叶如初生皂荚叶，整齐可爱。刺蒺藜状如赤根菜子及细菱，三角四刺，实有仁。其白蒺藜结荚长寸许，内子大如脂麻，状如羊肾而带绿色，今人谓之沙苑蒺藜。

子

【修治】雷敩说：凡使拣净蒸之，从午至酉，晒干，木臼舂令刺尽，用酒拌再蒸，从午至酉，晒干用。

【气味】苦，温，无毒。《别录》记载：辛，微寒。甄权说：甘，有小毒。

【主治】恶血，破症结积聚，喉痹乳难，久服长肌肉，明目轻身。（《本经》）

【附方】月经不通：杜蒺藜、当归等分，为末，米饮每服三钱。（《儒门事亲》）牙齿出血不止，动摇。白蒺藜末，旦旦擦之。（《道藏经》）

花

【主治】阴干为末，每温酒服二三钱，治白癜风。（宗奭）

苗

【主治】煮汤，洗疥癣风疮作痒。（《千金》）

【附方】诸疮肿毒：蒺藜蔓洗，三寸截之，取得一斗。以水五升，煮取二升，去滓，纳铜器中，又煮取一升，纳小器中，煮如饴状，以涂肿处。（《千金方》）

白 蒺 藜

【气味】甘，温，无毒。

【主治】补肾，治腰痛泄精，虚损劳乏。（时珍）

【发明】李时珍说：古方补肾治风，皆用刺蒺藜。后世补肾多用沙苑蒺藜，或以熬膏和药，恐其功亦不甚相远也。刺蒺藜炒黄去刺，磨面作饼，或蒸食，可以救荒。

草部　毒草类

大　黄

大黄

【释名】黄良（《本经》）、将军（《当之》）、火参（《吴普》）、肤如（《吴普》）。陶弘景曰：大黄，其色也。将军之号，当取其骏快也。

【集解】雷敩说：凡使细切，以纹如水旋斑紧重者，锉片蒸之，从巳至未，晒干，又洒腊水蒸之，从未至亥，如此凡七次。晒干，却洒淡蜜水再蒸一伏时，其大黄必如乌膏样，乃晒干用。

根

【气味】苦，寒，无毒。

【主治】下痢赤白，里急腹痛，小便淋沥，实热燥结，潮热谵语，黄疸，诸火疮。（时珍）

【发明】时珍曰：大黄乃足太阴、手足阳明、手足厥阴五经血分之药。凡病在五经血分者，宜用之。若在气分用之，是谓诛伐无过矣。泻心汤治心气不足吐血衄血者，乃真心之气不足，而手厥阴心包络、足厥阴肝、足太阴脾、足阳明胃之邪火有余也。虽曰泻心，实泻四经血中之伏火也。又仲景治心下痞满。按之软者，用大黄黄连泻心汤主之。此亦泻脾胃之湿热，非泻心也。病发于阴而反下之，则作痞满，乃寒伤营血，邪气乘虚结于上焦。胃之上脘在于心，故曰泻心，实泻脾也。《素问》曰：太阴所至为痞满。又云：浊气在上，则生䐜胀，是矣。病发于阳而反下之，则成结胸，乃热邪陷入血分，亦在上脘分野。仲景大陷胸汤丸皆用大黄，亦泻脾胃血分之邪，而降其浊气也。若结胸在气分，则只用小隐胸汤；痞满在气分，则用半夏泻心汤矣。成无己注释《伤寒论》，亦不知分别此义。

【附方】汤火伤灼：庄浪大黄生研，蜜调涂之。不惟止痛，又且灭瘢。（《洪迈夷坚志》）

商　陆

【集解】蓫荡、当陆（《开宝》）、章柳（《图经》）、白昌（《开宝》）、马尾（《广雅》)、夜呼(《本经》)。李时珍说：商陆昔人亦种之为蔬，取白根及紫色者擘破，作畦栽之，亦可种子。根苗茎并可洗蒸食，或用灰汁煮过亦良。服丹砂、乳石人食之尤利。其赤与黄色者有毒，不可食。

根

【气味】辛，平，有毒。

【主治】疗胸中邪气，水肿痿痹，腹满洪直，疏五脏，散水气。(《别录》)

【发明】李时珍说：商陆苦寒，沉也，降也，阴也。其性下行，专于行水，与大戟、甘遂，盖异性而同功，胃气虚弱者不可用。方家治肿满、小便不利者，以赤根捣烂，入麝香三分，贴于脐心，以帛束之，得小便利即肿消。又治湿水，以指画肉上，随散不成纹者，用白商陆、香附子炒干，出火毒，以酒浸一夜，晒干为末。每服二钱，米饮下。或以大蒜同商陆煮汁服亦可。其茎叶作蔬食，亦治肿疾。

【附方】一切毒肿：章陆(即商陆)根和盐少许，捣敷，日再易之。(孙真人《食忌》)

狼　毒

【释名】李时珍说：观其名，知其毒矣。

【集解】马志说：狼毒叶似商陆及大黄，茎叶上有毛，根皮黄、肉白。以实重者为良，轻者为力劣。《别录》记载：二月、八月采根，阴干，陈而沉水者良。

根

【气味】辛，平，有大毒。

【主治】咳逆上气，破积聚饮食，寒热水气，恶疮鼠瘘疽蚀，鬼精蛊毒，杀飞鸟走兽。(《本经》)

【附方】积年干癣生痂，搔之黄水出，每逢阴雨即痒：用狼毒末涂之。(《圣惠方》)

大　戟

【释名】邛巨(《尔雅》)、下马仙(《纲目》)。

商陆

【集解】《别录》记载：大戟生常山。十二月采根，阴干。

根

【修治】李时珍说：凡采得以浆水煮软，去骨，晒干用。海芋叶麻而有毒，恐不可用也。

【气味】苦，寒，有小毒。

【主治】蛊毒，十二水，腹满急痛积聚，中风皮肤疼痛，吐逆。（《本经》）

【发明】成无己曰：大戟、甘遂之苦以泄水者，肾所主也。

【附方】中风发热：大戟、苦参四两，白酢浆一斗，煮熟洗之，寒乃止。（《千金方》）

蓖　麻

【释名】李时珍说：蓖亦作蜱。蜱，牛虱也。其子有麻点，故名蓖麻。

【集解】李时珍说：取蓖麻油法：用蓖麻仁五升捣烂，以水一斗煮之，有沫撇起，待沫尽乃止。去水，以沫煎至点灯不炸、滴水不散为度。

子

【气味】甘，辛，平，有小毒。

【主治】水永正。以水研二十枚服之，吐恶沫，加至三十枚，三日一服，瘥则止。又主风虚寒热，身体疮痒浮肿，尸疰恶气，榨取油涂之。（《唐本》）

蓖
麻

【发明】李时珍说：蓖麻仁甘、辛，有毒热，气味颇近巴豆，亦能利人，故下水气。

【附方】催生下胎：不拘生胎死胎。蓖麻二个，巴豆一个，麝香一分，研贴脐中并足心。又下生胎，一月一粒，温酒吞下。（《集简方》）

虎掌、天南星

【释名】虎膏（《纲目》）、鬼蒟蒻（《日华》）。

【集解】《别录》记载：虎掌生汉中山谷及冤句。二月、八月采，阴干。

【修治】苏颂说：九月采虎掌根，去皮脐，入器中汤浸五七日，日换三四遍，洗去涎，曝干用。或再火炮裂用。

【气味】苦，温，有大毒。《别录》记载：微寒。

【主治】心痛，寒热结气，积聚伏梁，伤筋痿拘缓，利水道。（《本经》）

【发明】李时珍说：虎掌、天南星，乃手足太阴脾肺之药。味辛而麻，故能治风散血；气温而燥，故能胜湿除涎；性紧而毒，故能攻积拔肿而治口喝舌糜。

【附方】中风口噤，目瞑，无门下药者。开关散：用天南星为末，入白龙脑等分，五月五日午时合之。每用中指点末，揩齿三二十遍，揩大牙左右，其口自开。又名破棺散。（《经验方》）诸风口噤：天南星炮锉，大人三钱，小儿三字，生姜五片，苏叶一钱，水煎减半，入雄猪胆汁少许，温服。（《仁斋直指方》）

半　夏

【释名】守田（《别录》）、水玉（《本经》）、地文（《本经》）、和姑（《吴普》）。

【集解】《别录》记载：半夏生槐里川谷。五月、八月采根，曝干。

【修治】陶弘景说：凡用，以汤洗十许过，令滑尽。不尔，有毒戟人咽喉。方中有半夏必须用生姜者，以制其毒故也。

半夏

根

【气味】辛，平，有毒。

【主治】伤寒寒热，心下坚，胸胀咳逆，头眩，咽喉肿痛，肠鸣，下气止汗。（《本经》）

【发明】甄权说：半夏使也。虚而有痰气，宜加用之。

【附方】风痰喘急千缗汤：用半夏（汤洗）七个，甘草（炙）、皂荚（炒）各一寸，姜二片，水一盏，煎七分，温服。（《苏沈良方》）

凤　仙

【释名】急性子（《救荒》）、旱珍珠（《纲目》）、金凤花（《纲目》）、小桃红（《救荒》）、夹竹桃（《救荒》）、海蒳（音"纳"）、染指甲草（《救荒》）、菊婢。李时珍说：其花头翅尾足，俱翘翘然如凤状，故以名之。

凤仙花

【集解】李时珍说：凤仙人家多种之，极易生。

子

【气味】微苦，温，有小毒。

【主治】产难，积块噎膈，下骨哽，透骨通窍。（时珍）

【发明】李时珍说：凤仙子其性急速，故能透骨软坚。庖人烹鱼肉硬者，投数粒即易软烂，是其验也。绿其透骨，最能损齿，与玉簪根同，凡服者不可着齿也。多用亦戟人咽。

【附方】产难催生：凤仙子二钱，研末。水服，勿近牙。外以蓖麻子随年数捣涂足心。（《集简方》）

花

【气味】甘，滑，温，无毒。

【主治】蛇伤，擂酒服即解。又治腰胁引痛不可忍者，研饼晒干为末，空心每酒服三钱，活血消积。（时珍）

【附方】风湿卧床不起：用金凤花、柏子仁、朴消、木瓜煎汤洗浴，每日二三次。内服独活寄生汤。（吴旻《扶寿精方》）

根、叶

【气味】苦、甘、辛，有小毒。

【主治】鸡鱼骨哽，误吞铜铁，杖扑肿痛，散血通经，软坚透骨。（时珍）

【附方】马患诸病：白凤仙花连根叶熬膏。遇马有病，抹其眼四角上，即汗出而愈。（《卫生易简方》）

芫　花

【释名】李时珍说：芫或作杬，其义未详。

【修治】李时珍说：芫花留数年陈久者良。用时以好醋煮十数沸，去醋，以水浸一宿，晒干用，则毒灭也。或以醋炒者次之。

【气味】辛，温，有小毒。

【主治】咳逆上气，喉鸣喘，咽肿短气，蛊毒鬼疟，疝瘕痈肿。杀虫鱼。（《本经》）

芫花

【发明】李时珍说：张仲景治伤寒太阳证，表不解，心下有水气，干呕发热而咳，或喘或利者，小青龙汤主之。

【附方】水蛊胀满：芫花、枳壳等分，以醋煮芫花至烂，乃下枳壳煮烂，捣丸梧子大。每服三十丸，白汤下。(《普济方》)

荛　花

【释名】李时珍说：荛者，饶也。其花繁饶也。

【集解】李时珍说：按苏颂《图经》言：绛州所出荛花黄色，谓之黄荛花。其图小株，花成簇生，恐即此荛花也。生时色黄，干则如白，故陶氏言细白也。或言无荛花，以桃花代之，取其利耳。

【气味】苦，寒，有毒。《别录》记载：辛，微寒，有毒。

【主治】伤寒温疟，下十二水，破积聚大坚症瘕，荡涤肠胃中留癖饮食寒热邪气，利水道。(《本经》)疗痰饮咳嗽。(《别录》) 治咳逆上气，喉中肿满，痃气蛊毒，疝瘕气块。(甄权)

【发明】寇宗奭说：张仲景《伤寒论》以荛花治利者，取其行水也。水去则利止，其意如此。今用之当斟酌，不可过使与不及也。须有是证乃用之。

荛花

莽　草

【释名】 蒳草、芒草(《山海经》)、鼠莽。

【正误】《别录》记载：一名葞，一名春草。

【集解】《别录》记载：莽草生上谷山谷及冤句。五月采叶，阴干。

叶

【修治】雷敩说：凡使，取叶细锉，以生甘草、水蓼二味同盛入生稀绢袋中，甑中蒸一日，去二件，晒干用。

【气味】辛，温，有毒。

【主治】风头痈肿，乳痈疝瘕，除结气疥瘙。杀虫鱼。(《本经》)

【发明】苏颂说：古方治风毒痹厥诸酒，皆用莽草。今医家叶煎汤，热含少顷吐之，治牙齿风虫及喉痹甚效。

【附方】风虫牙痛《肘后方》：用莽草煎汤，热漱冷吐。一加山椒皮；一加独活；一加郁李仁。（《梅师方》）

荨　麻

【释名】毛蘝。李时珍说：荨字本作蘝。杜子美有除蘝草诗，是也。
【集解】苏颂说：荨麻生江宁府山野中。
【气味】辛、苦，寒，有大毒。吐利人不止。
【主治】蛇毒，捣涂之。（苏颂）风疹初起，以此点之，一夜皆失。（时珍）

海　芋

海芋

【释名】观音莲（《纲目》）、羞天草（《玉册》）、天荷（《纲目》）、隔河仙。

【集解】李时珍说：海芋生蜀中，今亦处处有之。春生苗，高四五尺。大叶如芋叶而有干。夏秋间，抽茎开花，如一瓣莲花，碧色。花中有蕊，长作穗，如观音像在圆光之状，故俗呼为观音莲。方士号为隔河仙，云可变金。其根似芋魁，大者如升碗，长六七寸，盖野芋之类也。《庚辛玉册》云：羞天草，阴草也。生江广深谷涧边。其叶极大，可以御雨，叶背紫色。花如莲花。根叶皆有大毒。可煅粉霜、朱砂。小者名野芋。宋祁《海芋赞》云：木干芋叶，拥肿盘戾。《农经》弗载，可以治疠。

【气味】辛，有大毒。

【主治】疟瘴毒肿风癞。伏硇砂。（时珍）

【附录】透山根：李时珍说：按《峋嵝神书》云：透山根，生蜀中山谷，草类蘼芜，可以点铁成金。昔有人采药，误斫此草，刀忽黄软成金也。

草部 蔓草类

菟 丝 子

【释名】菟缕（《别录》）、菟累（《别录》）、菟芦（《本经》）、菟丘（《广雅》）、赤网（《别录》）、玉女（《尔雅》）、唐蒙（《尔雅》）、火焰草（《纲目》）、野狐丝（《纲目》）、金线草。陶弘景说：旧言下有茯苓，上有菟丝，不必尔也。

【集解】陶弘景说：田野墟落中甚多，皆浮生蓝、纻、麻、蒿上。其实，《仙经》俗方并以为补药，须酒浸一宿用，宜丸不宜煮。

子

【修治】李时珍说：凡用，以温水淘去沙泥，酒浸一宿，曝干捣之。不尽者，再浸曝捣，须臾悉细。

【气味】辛、甘，平，无毒。

【主治】续绝伤，补不足，益气功，肥健人。（《本经》）

菟丝子

【发明】雷敩说：菟丝子禀中和凝正阳气，一茎从树干枝而成，从中春上阳结实，故偏补人卫气，助人筋脉。

【附方】消渴不止：菟丝子煎汁，任意饮之，以止为度。（《事林广记》）

苗

【气味】甘，平，无毒。

【主治】研汁涂面，去面黚。（《本经》）接碎煎汤，浴小儿，疗热痱。（弘景）

【附方】目中赤痛：野狐浆草，捣汁点之。（《圣惠方》）

【附录】难火兰。（《拾遗》）陈藏器说：味酸，温、无毒。主冷气风痹，开胃下食，去腹胀。久服明目。生巴西胡国。状似菟丝子而微长。

五 味 子

【释名】苏恭说：五味，皮肉甘、酸，核中辛、苦，都有咸味，此则五味具也。

【集解】李时珍说：五味今有南北之分，南产者色红，北产者色黑。入滋补药必用北产者乃良。

【气味】酸，温，无毒。

【主治】益气，咳逆上气，劳伤羸瘦，补不足，强阴，益男子精。(《本经》)

【发明】孙思邈说：五六月宜常服五味子汤，以益肺金之气，在上则滋源，在下则补肾。

【附方】久咳肺胀：五味二两，粟壳(白饧炒过)半两，为末，白饧丸弹子大。每服一丸，水煎服。(《卫生家宝方》)

覆 盆 子

覆盆子

【释名】茥(《尔雅》)、蒛盆(《尔雅》)、西国草(《图经》)、毕楞伽(《图经》)、大麦莓、插田藨、乌藨子(《纲目》)。李时珍说：五月子熟，其色乌赤，故俗名乌藨、大麦莓、插田藨，亦曰栽秧藨。

【集解】时珍曰：蓬蘽子以八九月熟，故谓之割田藨。覆盆以四五月熟，故谓之插田藨，二藨熟时色皆乌赤，故能补肾。李时珍说：采得捣作薄饼，晒干密贮，临时以酒拌蒸尤妙。

【气味】甘，平，无毒。

【主治】益气轻身，令发不白。(《别录》)

【发明】李时珍说：覆盆、蓬蘽，功用大抵相近，虽是二物，其实一类而二种也。一早熟，一晚熟，兼用无妨，其补益与桑椹同功。若树莓则不可混采者也。

【附方】阳事不起：覆盆子，酒浸焙研为末。每旦酒服三钱。(《集简方》)

使 君 子

【释名】留求子。李时珍说：按嵇含《南方草木状》谓之留求子，疗婴孺之疾。则自魏、晋已用，但名异耳。

【集解】李时珍说：其藤如葛，绕树而上。叶青如五加叶。五月开花，一簇一二十葩，红色轻盈如海棠。其实长寸许，五瓣合成，有棱。有时半黄，老则紫黑。其中仁长如榧仁，色味如栗。久则油黑，不可用。

【气味】甘，温，无毒。

【主治】小儿五疳，小便白浊，杀虫，疗泻痢。（《开宝》）健脾胃，除虚热，治小儿百病疮癣。（时珍）

【发明】李时珍说：凡杀虫药多是苦辛，惟使君子、榧子甘而杀虫，亦异也。凡大人小儿有虫病，但每月上旬侵晨空腹食使君子仁数枚，或以壳煎汤咽下，次日虫皆死而出也。或云：七生七煨食亦良。忌饮热茶，犯之即泻。此物味甘气温，既能杀虫，又益脾胃，所以能敛虚热而止泻痢，为小儿诸病要药。

【附方】虫牙疼痛：使君子煎汤频漱。（《集简方》）

牵 牛 子

【释名】黑丑（《纲目》）、草金铃（《炮炙论》）、盆甑草（《纲目》）、狗耳草（《救荒》）。李时珍说：近人隐其名为黑丑，白者为白丑，盖以丑属牛也。

【修治】李时珍说：今多只碾取头末，去皮麸不用。亦有半生半熟用者。

【气味】苦，寒，有毒。

【主治】下气，疗脚满水肿，除风毒，利小便。（《别录》）

【发明】李时珍说：牵牛自宋以后，北人常用取快。及刘守真、张子和出，又倡为通用下药。

【附方】大便不通：用牵牛子半生半熟，为末。每服二钱，姜汤下。未通，再以茶服。（《简要济众方》：一方加大黄等分，一方加生槟榔等分。）

月 季 花

【释名】月月红、胜春、瘦客、斗雪红。

【集解】李时珍说：处处人家多栽插之，亦蔷薇类也。青茎长蔓硬刺，叶小于蔷薇，而花深红，千叶厚瓣，逐月开放，不结子也。

【气味】甘，温，无毒。

【主治】活血，消肿，敷毒。（时珍）

【附方】瘰疬未破：用月季花头二钱，沉香五钱，芫花（炒）三钱，碎锉，入大鲫鱼腹中，就以鱼肠封固，酒、水各一盏，煮熟食之，即愈。鱼须安粪水内游死者方效。此是家传方，活人多矣。（《谈野翁试验方》）

葛

【释名】鸡齐（《本经》）、鹿藿（《别录》）、黄斤（《别录》）。

【集解】《别录》记载：葛根生汶山川谷，五月采根，曝干。

根

葛根

【气味】甘、辛，平，无毒。

【主治】消渴，身大热，呕吐，诸痹，起阴气，解诸毒。（《本经》）

【发明】陶弘景说：生葛捣汁饮，解温病发热。五月五日日中时，取根为屑，疗金疮断血为要药，亦疗疟及疮，至良。

【附方】伤寒头痛二三日发热者：葛根五两，香豉一升，以童子小便八升，煎取二升，分三服。食葱豉粥取汗。（《梅师方》）

谷

【气味】甘，平，无毒。

【主治】下痢十岁已上。（《本经》）解酒毒。（时珍）

花

【气味】同谷。

【主治】消酒。（《别录》）

叶

【主治】金疮止血。挼敷之。（《别录》）

蔓

【主治】卒喉痹。烧研，水服方寸匕。（苏恭）消痈肿。（时珍）

【附方】小儿口噤：病在咽中，如麻豆许，令儿吐沫，不能乳食。葛蔓（烧灰）一字，和乳汁点之，即瘥。（《圣惠方》）

【附录】铁葛。（《拾遗》）陈藏器说：根：味甘，温，无毒。主一切风，血气羸弱，令人壮健。久服，治风缓偏风。生山南峡中。叶似枸杞，根如葛，黑色。

天 门 冬

【释名】 蘼（音"门"）冬、颠勒（《本经》）、颠棘（《尔雅》）、天棘（《纲目》）、万岁藤。李时珍说：草之茂者为蘼，俗作门。此草蔓茂，而功同麦门冬，故曰天门冬，或曰天棘。

【集解】《别录》记载：天门冬生奉高山谷。二月、三月、七月、八月采根，曝干。李时珍说：生苗时，亦可以沃地栽种。

根

【修治】苏颂说：二月、三月、七月、八月采根，蒸剥去皮，四破去心，曝干用。

【气味】苦，平，无毒。

【主治】诸暴风湿偏痹，强骨髓，杀三虫，去伏尸。久服轻身益气延年。不饥。（《本经》）

【发明】甄权说：天门冬冷而能补，患人体虚而热者，宜加用之。和地黄为使，服之耐老头不白。

【附方】天门冬酒：补五脏、调六腑，令人无病。天门冬三十斤，去心捣碎，以水二石，煮汁一石，糯米一斗，细曲十斤，如常炊酿，酒熟，日饮三杯。

何 首 乌

【释名】李时珍说：赤者能消肿毒，外科呼为疮帚、红内消。

【集解】李时珍说：凡诸名山、深山产者，即大而佳也。

根

【气味】苦、涩，微温，无毒。

【主治】瘰疬，消痈肿，疗头面风疮，治五痔，止心痛，益血气，黑髭发，悦颜色。久服长筋骨，益精髓，延年不老。亦治妇人产后及带下诸疾。（《开宝》）

【发明】李时珍说：何首乌，足厥阴、少阴药也。

【附方】自汗不止：何首乌末，津调，封脐中。（《集简方》）

何首乌

茎、叶

【主治】风疮疥癣作痒，煎汤洗浴，甚效。（时珍）

土 茯 苓

【释名】土萆薢（《纲目》）、刺猪苓（《图经》）、山猪粪（《纲目》）、草禹余粮（《拾遗》）、仙遗粮（《纲目》）、冷饭团（《纲目》）、硬饭（《纲目》）、山地栗（《纲目》）。

【集解】苏颂说：施州一种刺猪苓，蔓生。春夏采根，削皮焙干。彼土人用敷疮毒，殊效。

根

【气味】甘、淡，平，无毒。

【主治】健脾胃，强筋骨，去风湿，利关节，止泄泻，治拘挛骨痛，恶疮痈肿。解汞粉、银朱毒。（时珍）

【发明】汪机说：近有好淫之人，多病杨梅毒疮，药用轻粉，愈而复发，久则肢体拘挛，变为痈漏，延绵岁月，竟致废笃。

【附方】小儿杨梅：疮起于口内，延及遍身，以土萆薢末，乳汁调服。月余自愈。（《外科发挥》）

白 蔹

【释名】白草（《本经》）、白根（《别录》）、兔核（《本经》）、猫儿卵（《纲目》）、昆仑（《别录》）。

【集解】《别录》记载：白蔹生衡山山谷。二月、八月采根，曝干。

根

白蔹

【气味】苦，平，无毒。

【主治】痈肿疽疮，散结气，止痛除热，目中赤，小儿惊痫温疟，女子阴中肿痛，带下赤白。（《本经》）

【发明】陶弘景说：生取根捣，敷痈肿，有效。

【附方】面生粉刺：白蔹二分，杏仁半分，鸡屎白一分，为末，蜜和杂水拭面。（《肘后方》）

木　莲

木莲

【释名】薜荔（《拾遗》）、木馒头（《纲目》）、鬼馒头。

【集解】陈藏器说：薜荔夤绿树木，三五十年渐大，枝叶繁茂。叶圆，长二三寸，厚若石韦。生子似莲房，打破有白汁，停久如漆。中有细子，一年一熟。子亦入药，采无时。

叶

【气味】酸，平，无毒。

【主治】背痈，干末服之，下利即愈。（颂）

【发明】艾晟说：《图经》言薜荔治背疮。近见宜兴县一老举人，年七十余，患发背。村中无医药，急取薜荔叶研烂绞汁，和蜜饮数升，以滓敷之，后用他药敷贴遂愈。其功实在薜荔，乃知《图经》之言不妄。

藤　汁

【主治】白癜风，疬疡风，恶疮疥癣，涂之。（大明）

木　莲

【气味】甘，平，涩，无毒。

【主治】壮阳道，尤胜。（颂）固精消肿，散毒止血，下乳，治久痢肠痔，心痛阴癞。（时珍）

【附方】肠风下血大便更涩。木馒头（烧）、枳壳（炒）等分，为末。每服二钱，槐花酒下。（杨倓《家藏方》）

【附录】地锦。（《拾遗》）李时珍说：别有地锦草，与此不同，见草之六。

天　仙　藤

【集解】苏颂说：生江淮及浙东山中。春生苗蔓，延作藤。叶似葛叶，圆而小，有白毛，四时不凋。根有须。夏月采取根苗。南人多用之。

【气味】苦，温，无毒。

【主治】解风劳。同麻黄，治伤寒，发汗。同大黄，堕胎气。（苏颂）流气活血，治心腹痛。（时珍）

【附方】疝气作痛：天仙藤一两，好酒一碗，煮至半碗，服之神效。（孙天仁《集效方》）

草部　水草类

泽　泻

【释名】水泻（《本经》）、鹄泻（《本经》）、及泻（《别录》）、蕍、芒芋（《本经》）、禹孙。

【集解】《别录》记载：泽泻生汝南池泽。五月采叶，八月采根，九月采实，置阴凉处风干。

根

【修治】雷敩说：不计多少，细锉，酒浸一宿，取出曝干，可随时服用。

【气味】甘，寒，无毒。

【主治】风寒湿痹，乳难，养五脏，益气力，肥健，消肿胀、利尿。久服，耳目聪明，不饥延年，轻身面生光，能步行水上。（《本经》）

【发明】苏颂说：《素问》治酒风身热汗出，用泽泻、术。

【正误】陶弘景说：《仙经》服食断谷皆用之。身轻如燕，能步行水上。

【附方】水湿肿胀：白术、泽泻各一两，为末，或为丸。每服三钱，茯苓汤下。（《保命集》）

泽泻

叶

【气味】咸，平，无毒。

【主治】大风，无乳，难产，强阴气。久服轻身。（《别录》）壮水脏，通血脉。（大明）

实

【气味】甘，平，无毒。

【主治】风痹消渴，益肾气，强阴，补不足，除邪湿。久服面生光，令人无子。（《别录》）

【发明】李时珍说：《别录》言泽泻叶及实，强阴气，久服令人无子，而《日华子》言泽泻催生，补女人血海，令人有子，似有不同。既云强阴，何以令人无子？既能催生，何以令人有子？盖泽泻同补药，能逐下焦湿热邪垢，邪气既去，阴强海净，谓之有子可也；若久服则肾气大泄，血海反寒，谓之无子可也。所以读书不可执一。

【附录】酸恶。《别录》有名未用解释说：主恶疮，去白虫。生水旁，状如泽泻。

羊　蹄

【释名】蓄（《别录》）、秃菜（弘景）、败毒菜（《纲目》）、牛舌菜、羊蹄大黄（《庚辛玉册》）、鬼目（《本经》）、东方宿、连虫陆、水黄芹（俗）、子名金荞麦。

【集解】《别录》曰：羊蹄生陈留川泽。

根

【气味】苦，寒，无毒。

【主治】头秃疥瘙，清热去火，女子阴蚀。（《本经》）

【发明】朱震亨说：羊蹄根属水，调理血脉。

【附方】头风白屑：羊蹄草根曝干杵末，同羊胆汁涂之，可根除。（《圣惠方》）

叶

【气味】甘，滑，寒，无毒。

【主治】小儿疳虫，杀胡夷鱼、鲑鱼、檀胡鱼毒，作菜。多食，滋养肝腑。（大明）

【附方】悬痈舌肿咽生瘜肉。羊蹄草煮汁，含入口中，冷即吐出。（《圣惠》）

实

【气味】苦，涩，平，无毒。

【主治】赤白杂痢。（恭）滋阴养血。（时珍）

羊
蹄

草部　石草类

金　星　草

【释名】金钏草(《图经》)、凤尾草(《纲目》)、七星草。

【集解】颂曰：七星草生江州山谷石上。叶如柳而长，作蔓延，长二三尺。其叶坚硬，背上有黄点如七星。采无时。

【气味】苦，寒，无毒。

【主治】发背痈疮结核，解硫黄丹石毒，连根半斤，酒五升，银器煎服，先服石药悉下。亦可作末，冷水服方寸匕。涂疮肿，殊效。根浸油涂头，大生毛发。(《嘉祐》)

【发明】颂曰：但是疮毒，皆可服之。然性至冷，服后下利，须补治乃平复。老年不可辄服。

【附方】五毒发背：金星草和根净洗，慢火焙干。每四两入生甘草一钱，捣末，分作四服。每服用酒一升，煎二三沸，更以温酒三二升相和，入瓶器内封固，时时饮之。忌生冷油肥毒物。(《经验方》)

金星草

仙 人 掌 草

【集解】苏颂说：生合州、筠州，多于石上贴壁而生。如人掌形，故以此命名。叶细而长，春生，至冬犹有。四时均可采之。

【气味】微苦，涩，寒，无毒。

【主治】肠痔泻血，与甘草浸酒服。(苏颂) 焙末调油，掺小儿百秃疮。(时珍)

谷部　麻麦稻类

胡　麻

【释名】巨胜，脂麻。李时珍说：按沈存中《笔谈》云：胡麻即今油麻。古者中国止有大麻，其实为蕡。汉使张骞始自大宛得油麻种来，故名胡麻，来区别中国的大麻。

【集解】陶弘景说：服食胡麻，取乌色者，当九蒸九曝，熬捣饵之。

【气味】甘，平，无毒。

【主治】长期食用可耳聪目明，耐饥渴，延年。疗金疮止痛。（《别录》）

亚　麻

亚麻

【释名】雅麻（《图经》）、壁虱胡麻（《纲目》）。

【集解】苏颂说：亚麻子出兖州、威胜军。苗叶俱青，花白色。八月上旬采其实用。李时珍说：今陕西人亦种之，即壁虱胡麻也。其实亦可榨油点灯，气恶不能食用。其茎穗颇似芫蔚，子不同。

子

【气味】甘，微温，无毒。

【主治】大风疮癣。（苏颂）

大　麻

【释名】火麻，黄麻。李时珍说：大麻即今火麻，亦曰黄麻。处处种之，剥麻收子。

麻　仁

【气味】甘，平，无毒。

【主治】补中益气。（《本经》）

【发明】王好古说：麻仁，手阳明、足太阴药也。盗汗、胃热、便难，三者皆燥也。故用之以通润也。

【附方】大便不通：麻子煮粥：用冬麻子半斤，研碎，水滤取汁，入粳米二合，煮稀粥，下葱、椒、盐、豉。空腹食用。（《肘后方》）

麻　根

【主治】难产、崩漏带下。（苏恭）

小　麦

【气味】甘，微寒，无毒。李时珍说：新麦性热，陈麦平和。

【主治】除客热，止烦渴咽燥，利尿，养肝气，止漏血唾血。令女人易孕。（《别录》）

【发明】李时珍说：按《素问》云：麦属火，心之谷也。

【附方】消渴心烦：用小麦作饭及粥食。（《心镜》）

大　麦

【释名】牟麦。李时珍说：麦之苗粒皆大于米，故得大名。牟亦大也。通作䅘。

【集解】陶弘景说：今稞麦一名牟麦，似秖麦，惟皮薄尔。

【气味】咸，温，微寒，无毒。

【主治】消渴除热，益气调中。（《别录》）

【发明】李时珍说：大麦作饭食，馨而有益。煮粥甚滑。磨面作酱甚甘美。

【附方】麦芒入目：大麦煮汁洗之，麦芒即出。（《孙真人方》）

苗

【主治】诸黄，利尿，杵汁日日服。（类要）　冬月面目手足皲瘃，煮汁洗之。（时珍）

【附方】小便不通：陈大麦秸，煎浓汁，多次服用。（《简便方》）

大麦

大　麦　奴

【主治】解热疾，消药毒。（藏器）

荞 麦

荞
麦

【释名】荍（音"翘"）麦、乌麦（吴瑞）、花荞。李时珍说：荞麦之茎弱而翘然，易长易收，磨面如麦，故曰荞曰荍，而与麦同名也。俗亦呼为甜荞，以别苦荞。杨慎《丹铅录》，指乌麦为燕麦，盖未读《日用本草》也。

【集解】萧炳说：荞麦作饭，须蒸使气馏，烈日曝令开口，舂取米仁作之。

【气味】甘，平，寒，无毒。

【主治】降气宽肠，磨积滞，消热肿风痛，除白浊白带，脾积泄泻。以沙糖水调炒面二钱服，治痢疾。炒焦，热水冲服，治绞肠沙痛。（时珍）

【发明】颖曰：本草言荞麦能炼五脏滓秽。俗言一年沉积在肠胃者，食之亦消去也。

【附方】咳嗽上气：荞麦粉四两，茶末二钱，生蜜二两，水一碗，顺手搅几下。饮之，良久下气不止，即愈。（《儒门事亲》）

叶

【主治】作茹食，下气，可耳聪目明。多食即微泄（士良，孙思邈曰：生食，动刺风，令人身痒。）

秸

【主治】烧灰淋汁取碱熬干，同石灰等分，蜜收。能烂痈疽，蚀恶肉，去靥痣。穰作荐，辟壁虱。（时珍，《日华》记载：烧灰淋汁，洗六畜疮，并驴、马躁蹄。）

【附方】噎食：荞麦秸（烧灰淋汁，入锅内煎取白霜）一钱，入硼砂一钱，研末。每酒服半钱。（《海上方》）

谷部 稷粟类

罂子粟

罂子粟

【释名】米囊子(《开宝》)、御米(同上)、象谷。时珍曰：其实状如罂子，其米如粟，乃象乎谷，而可以供御，故有诸名。

【集解】藏器曰：嵩阳子云：罂粟花有四叶，红白色，上有浅红晕子。其囊形如髇箭头，中有细米。

米

【气味】甘，平，无毒。

【主治】丹石发动，不下饮食，和竹沥煮作粥食，极美。

【附方】泄痢赤白：罂粟子(炒)，罂粟壳(炙)，等分为末，炼蜜丸梧子大。每服三十丸，米饮下。有人经验。(《百一选方》)

壳

【修治】时珍曰：凡用，以水洗润，去蒂及筋膜，取外薄皮，阴干细切，以米醋拌炒入药。亦有蜜炒、蜜炙者。

【气味】酸、涩，微寒，无毒。时珍曰：得醋、乌梅、橘皮良。

【主治】止泻痢，固脱肛，治遗清久咳，敛肺涩肠，止心腹筋骨诸痛。(时珍)

【发明】杲曰：收敛固气。能入肾，故治骨病尤宜。

【附方】热痢便血：粟壳(醋炙) 一两，陈皮半两，为末。每服三钱，乌梅汤下。(《普济方》)

嫩苗

【气味】甘，平，无毒。

【主治】作蔬食，除热润燥，开胃厚肠。(时珍)

谷部　菽豆类

大　豆

【集解】李时珍说：大豆有黑、白、黄、褐、青、斑数色。黑者名乌豆，可入药，及充食，作豉；黄者可作腐，榨油，造酱；余但可作腐及炒食而已。

黑大豆

【气味】甘，平，无毒。

【主治】生研，涂痈肿。煮汁饮，杀鬼毒，止痛。（《本经》）

【发明】李时珍说：惟黑豆属水性寒，为肾之谷，入肾功多，故能治水消胀下气，制风热而活血解毒，所谓同气相求也。又按古方称大豆解百药毒，予每试之大不然；又加甘草，其验乃奇。如此之事，不可不知。

【附方】卒风不语：大豆煮汁，煎稠如饴，含之，并饮汁。（《肘后方》）

豌　豆

豌豆

【释名】胡豆（《拾遗》）、戎菽（《尔雅》）、回鹘豆（《辽志》）。《饮膳正要》作回回豆（回回，即回鹘也）。毕豆（《唐史》），崔寔《月令》作䝁豆。青小豆（《千金》）、青斑豆（《别录》）、麻累。

【集解】李时珍说：豌豆种出西胡，今北土甚多。八九月下种，苗生柔弱如蔓，有须。三四月开小花如蛾形，淡紫色。

【气味】甘，平，无毒。

【主治】治寒热热中，除吐逆，止泄痢澼下，利小便、腹胀满。（思邈）

【发明】时珍曰：豌豆属土，故其所主病多系脾胃。

【附方】霍乱吐利：豌豆三合，香菜三两，为末，水三盏，煎一盏，分二服。（《圣惠》）

蚕　豆

【释名】胡豆。李时珍说：豆荚状如老蚕，故名。

【集解】李时珍说：蚕豆南土种之，蜀中尤多。八月下种，冬生嫩苗可茹。方茎中空。

【气味】甘，微辛，平，无毒。

【主治】快胃，和脏腑。（汪颖）

【发明】李时珍说：蚕豆《本草》无记载。

苗

【气味】苦，微甘，温。

【主治】酒醉不省，油盐炒熟，煮汤灌之，效。（颖）

蚕豆

豇　豆

豇豆

【释名】 蜂双（音"绛双"）。

【集解】李时珍说：豇豆处处三四月种之。

【气味】甘，咸，平，无毒。

【主治】理中益气，补肾健胃，和五脏，调营卫，生精髓，止消渴，吐逆泄痢，小便数，解鼠莽毒。（时珍）

【发明】李时珍说：豇豆开花结荚，必两两并垂，有习坎之义。豆子微曲，如人肾形，所谓豆为肾谷者，宜以此当之。

菜部　荤辛类

韭

【释名】草钟乳（《拾遗》）、起阳草（侯氏《药谱》）。李时珍说：韭之茎名韭白，根名韭黄，花名韭青。

【集解】李时珍说：韭丛生丰本，长叶青翠。九月收子，其子黑色而扁，须风处阴干，勿令浥郁。

【气味】辛、微酸，温，涩，无毒。

【主治】饮生汁，主上气喘息欲绝，解肉脯毒。煮汁饮，止消渴盗汗。熏产妇血运，洗肠痔脱肛。（时珍）

【发明】李时珍说：韭，叶热根温，功用相同。生则辛而散血，熟则甘而补中。

韭

【附方】金疮出血：韭汁和风化石灰晒干。每用为末敷之效。（《濒湖集简方》）

子

【气味】辛，甘，温，无毒。

【主治】梦中泄精，溺白。（《别录》）

【发明】陶弘景说：韭子入棘刺诸丸，主漏精。

葱

【释名】芤（《纲目》）、菜伯（同）、和事草（同）、鹿胎。李时珍说：葱从囱。外直中空，有囱通之象也。葱初生曰葱针，叶曰葱青，衣曰葱袍，茎曰葱白，叶中涕曰葱苒。

【集解】李时珍说：冬葱即慈葱，或名太官葱。

【气味】葱茎白：辛，平。叶：温。根须：平。并无毒。

【主治】作汤，治伤寒寒热，中风面目浮肿，能出汗。（《本经》）

【发明】李时珍说：葱乃释家五荤之一。生辛散，熟甘温，外实中空，肺之菜也，肺病宜食之。

【附方】感冒风寒初起：即用葱白一握，淡豆豉半合，泡汤服之，取汁。（《濒湖集简方》）

莱　菔

莱菔

【释名】芦萉、萝卜（音"罗北"）、雹突（《尔雅注》）、紫花菘（同上）、温菘（同上）、土酥。时珍曰：莱菔乃根名。

【集解】时珍曰：莱菔今天下通有之。

【气味】根：辛，甘；叶：辛，苦，温，无毒。

【主治】散服及炮煮服食，大下气，消谷和中，去痰癖。（《唐本草》）

【发明】时珍曰：莱菔根、叶同功，生食升气，熟食降气。

【附方】满口烂疮：萝卜自然汁，频漱去涎妙。（《濒湖集简方》）

子

【气味】辛，甘，平，无毒。

【主治】研汁服，吐风痰。（《日华》）

【发明】震亨曰：莱菔子治痰，有推墙倒壁之功。

【附方】肺痰咳嗽：莱菔子半升淘净焙干，炒黄为末，以糖和，丸芡子大，绵裹含之，咽汁甚妙。（《胜金丸》）

生　姜

【释名】李时珍说：初生嫩者，其尖微紫，名紫姜，或作子姜，宿根谓之母姜也。

【集解】李时珍说：姜宜原隰沙地。四月取母姜种之。五月生苗如初生嫩芦，秋社前后新芽顿长，秋分后者次之，霜后则老矣。

生姜

【气味】辛，微温，无毒。

【主治】生用发散，熟用和中，解食野禽中毒成喉痹。浸汁，点赤眼。捣汁和黄明胶熬，贴风湿痛甚妙。（时珍）

【发明】李时珍说：姜辛而不荤，去邪辟恶，生啖熟食，醋、酱、糟、盐、蜜煎调和，无不宜之。

【附方】牙齿疼痛：老生姜瓦焙，入枯矾末同擦之。有人日夜呻吟，用之即愈。（《普济方》）

皮

【气味】辛，凉，无毒。

【主治】消浮肿腹胀痞满，和脾胃，去翳。（时珍）

胡 萝 卜

【释名】李时珍说：元时始自胡地来，气味微似萝卜，故名。

【集解】李时珍说：胡萝卜今北土、山东多莳之，淮、楚亦有种者。八月下种，冬月掘根，三四月茎高二三尺。

根

【气味】甘，辛，微温，无毒。

【主治】下气补中，利胸膈肠胃，安五脏，令人健食，有益无损。（时珍）

子

【主治】久痢。（时珍）

胡萝卜

菜 部 荤 辛 类

菜部 柔滑类

马 齿 苋

【释名】马苋(《别录》)、五行草(《图经》)、五方草(《纲目》)、长命菜(同上)、九头狮子草。

【集解】陶弘景说：马苋与苋别是一种，布地生，实至微细，俗呼马齿苋，亦可食，小酸。

菜

【气味】酸，寒，无毒。

【主治】散血消肿，利肠滑胎，解毒通淋，治产后虚汗。(时珍)

【发明】李时珍说：马齿苋所主诸病，皆只取其散血消肿之功也。

【附方】产后虚汗：马齿苋研汁三合服。如无，以干者煮汁。(《妇人良方》)

莴 苣

【释名】莴菜、千金菜。李时珍说：按彭乘《墨客挥犀》云：莴菜自呙国来，故名。

【集解】陈藏器说：莴苣有白者、紫者。紫者入烧炼药用。

菜

【气味】苦，冷，微毒。

【主治】通乳汁，利小便，杀虫、蛇毒。(时珍)

【附方】小便不通：莴苣菜捣敷脐上即通。(《卫生易简方》)

莴苣

子（入药炒用）

【主治】下乳汁，通小便，治阴肿、痔漏下血、伤损作痛。(时珍)

【附方】闪损腰痛趁痛丸：用白莴苣子(炒)三两，白粟米(炒)一撮，乳香、没药、乌梅肉各半两，为末，炼蜜丸弹子大。每嚼一丸，热酒下。(《玉机微义》)

蒲 公 英

【释名】黄花地丁。李时珍说：名义未详。俗呼蒲公丁，又呼黄花地丁。

【集解】李时珍说：地丁江之南北颇多，他处亦有之，岭南绝无。

苗

【气味】甘，平，无毒。

【主治】解食毒，散滞气，化热毒，消恶肿、结核、丁肿。（震亨）

【发明】李杲说：蒲公英苦寒，足少阴肾经君药也，《本经》必用之。

【附方】多年恶疮：蒲公英捣烂贴。（《救急方》）

薯 蓣

【释名】山药（《衍义》）、土薯、山薯（《图经》）、山芋（《吴普》）、玉延。

【集解】李时珍说：薯蓣入药，野生者为胜；若供馔，则家种者为良。

根

【气味】甘，温，平，无毒。

【主治】益肾气，健脾胃，止泄痢，化痰涎，润皮毛。（时珍）

【发明】李杲说：山药入手太阴。张仲景八味丸用干山药，以其凉而能补也。亦治皮肤干燥，以此润之。

【附方】下痢噤口：山药半生半炒，为末。每服二钱，米饮下。（《卫生易简方》）

百 合

【释名】李时珍说：百合之根，以众瓣合成也。或云专治百合病故名，亦通。

【集解】李时珍说：百合一茎直上，四向生叶。五六月茎端开大白花，山中者，宿根年年自生。

根

【气味】甘，平，无毒。

【主治】邪气腹胀心痛，利大小便，补中益气。（《本经》）

【附方】天泡湿疮：生百合捣涂，一二日即安。（《濒湖集简方》）

菜部　蔬菜类

茄

【释名】落苏（《拾遗》）、昆仑瓜（《御览》）、草鳖甲。
【集解】苏颂说：茄子处处有之。

茄　子

【气味】甘，寒，无毒。
【主治】散血止痛，消肿宽肠。（时珍）
【发明】李时珍说：段成式《酉阳杂俎》言茄厚肠胃，动气发疾。盖不知茄之性滑，不厚肠胃也。
【附方】大风热痰：用黄老茄子大者不计多少，以新瓶盛，埋土中，经一年尽化为水，取出入苦参末，同研，丸梧子大。食已及卧时酒下三十丸，甚效。此方出江南人传。（苏颂《图经本草》）

冬　瓜

【释名】白瓜（《本经》）、水芝（同上）、地芝（《广雅》）。
【集解】《别录》记载：白瓜子生嵩高平泽，冬瓜仁也。八月采之。

白　冬　瓜

【气味】甘，微寒，无毒。
【主治】小腹水胀，利小便，止渴。（《别录》）
【发明】朱震亨说：冬瓜性走而急。寇氏谓其分散热毒气，盖亦取其走而性急也。久病者、阴虚者忌之。
【附方】消渴骨蒸：大冬瓜一枚去瓤，入黄连末填满，安瓮内，待瓜消尽，同研，丸梧子大。每服三四十丸，煎冬瓜汤下。（《经验》）

冬瓜

瓜练（瓤也）

【气味】甘，平，无毒。

【主治】洗面澡身，去鼾黯，令人悦泽白皙。（时珍）

【附方】消渴烦乱：冬瓜瓤干者一两，水煎饮。（《圣惠方》）

白　瓜　子

【集解】《别录》记载：冬瓜仁也。八月采之。

【气味】甘，平，无毒。《别录》记载：寒。久服寒中。

【主治】令人悦泽好颜色，益气不饥。久服，轻身耐老。（《本经》）

【发明】苏颂说：冬瓜仁，亦堪单作服饵。

【附方】补肝明目治男子五劳七伤，明目。用冬瓜仁，方同上。（《外台秘要》）

瓜　皮

【主治】可作丸服，亦入面脂。（苏颂）主驴马汗入疮肿痛，阴干为末涂之。又主折伤损痛。（时珍）

【附方】损伤腰痛：冬瓜皮烧研，酒服一钱。（《生生编》）

叶

【主治】治肿毒，杀蜂，疗蜂叮。（大明）

【附方】积热泻痢：冬瓜叶嫩心，拖面煎饼食之。（《海上名方》）

藤

【主治】烧灰，可淬铜、铁，伏砒石。（时珍）

南　瓜

【集解】李时珍说：南瓜种出南番，转入闽、浙，今燕京诸处亦有之矣。三月下种，宜沙沃地。八九月开黄花，如西瓜花。

【气味】甘，温，无毒。

【主治】补中益气。（时珍）

丝　瓜

【释名】天丝瓜（《本事》）、天罗（《事类合璧》）、布瓜（同上）、蛮瓜（《本事》）、鱼鰦。

【集解】李时珍说：丝瓜，唐宋以前无闻，今南北皆有之。

瓜

【气味】甘，平，无毒。入药用老者。

【主治】煮食，除热利肠。老者烧存性服，去风化痰，凉血解毒，杀虫，通经络，行血脉，下乳汁，治大小便下血，痔漏崩中，黄积，疝痛卵肿，血气作痛，痈疽疮肿，齿𧏾，痘疹胎毒。

【发明】李时珍说：丝瓜老者，筋络贯串，房隔联属。故能通人脉络脏腑，而去风解毒，消肿化痰，祛痛杀虫，及治诸血病也。

【附方】化痰止嗽：天罗（即丝瓜）烧存性为末。枣肉和，丸弹子大。每服一丸，温酒化下。（《摄生众妙方》）

丝瓜

藤　根

【主治】齿𧏾脑漏，杀虫解毒。（时珍）

【附方】牙宣露痛：用丝瓜藤阴干，临时火煅存性，研擦即止，最妙。（《海上妙方》）

苦　瓜

【释名】锦荔枝（《救荒》）、癞葡萄。

【集解】李时珍说：苦瓜原出南番，今闽、广皆种之。

苦瓜

瓜

【气味】苦，寒，无毒。

【主治】除邪热，解劳乏，清心明目。（时珍《生生编》）

子

【气味】苦，甘，无毒。

【主治】益气壮阳。（时珍）

果部　五果类

李

【释名】嘉庆子。李时珍说:按罗愿《尔雅翼》记载:李乃木之多子者,故字从木、子。

【集解】李时珍说:李根皮取东行者,刮去皱皮,炙黄入药用。别录不言用何等李根,亦不言其味。

根白皮

【气味】大寒,无毒。

【主治】消渴,止心烦逆奔豚气。(《别录》)煎水含漱,治齿痛。(弘景)煎汁饮,主赤白痢。(大明)治小儿暴热,解丹毒。(时珍)

杏

【集解】按王祯《农书》记载:北方肉杏甚佳,赤大而扁,谓之金刚拳。

杏

核仁

【气味】甘(苦),温(冷利),有小毒。两仁者杀人,可以毒狗。

【主治】咳逆上气雷鸣,喉痹,下气产乳金疮,寒心奔豚。(《本经》)

【发明】李时珍说:杏仁能散能降,故解肌散风、降气润燥、消积治伤损药中用之。治疮杀虫,用其毒也。杏仁性热降气,亦非久服之药。

【附方】风虚头痛欲破者:杏仁去皮尖,晒干研末,水九升研滤汁,煎如麻腐状,取和羹粥食。七日后大汗出,诸风渐减。此法神妙,可深秘之。慎风、冷、猪、鸡、鱼、蒜、醋。(《千金方》)

梅

【集解】《别录》记载：梅实生汉中山谷。五月采实，火干。

【气味】（乌梅）酸，温，平，涩，无毒。

【主治】下气，除热烦满，安心，止肢体痛，偏枯不仁，死肌，去青黑痣，蚀恶肉。（《本经》）

【发明】王好古说：乌梅，脾、肺二经血分药也。能收肺气，治燥嗽。肺欲收，急食酸以收之。

【附方】消渴烦闷：乌梅肉二两，微炒为末。每服二钱，水二盏，煎一盏，去滓，入豉二百粒，煎至半盏，温服。（《简要济众方》）

桃

【释名】李时珍说：桃性早花，易植而子繁，故字从木、兆。十亿曰兆，言其多也。或云从兆谐声也。

【集解】《别录》记载：七月采，取仁阴干。

桃

核仁

【气味】苦，甘，平，无毒。

【主治】主血滞风痹骨蒸，肝疟寒热，鬼疰疼痛，产后血病。（时珍）

【发明】李杲说：桃仁苦重于甘，气薄味厚，沉而降，阴中之阳，手、足厥阴经血分药也。

【附方】偏风不遂及癖疾：用桃仁二千七百枚，去皮、尖、双仁，以好酒一斗三升，浸二十一日，取出晒干杵细，作丸如梧子大。每服二十丸，以原酒吞之。（《外台秘要》）

栗

【释名】李时珍说：栗，《说文》作㮚，从卤（音"条"），象花实下垂之状也。《梵书》名笃迦。

【集解】《别录》记载：栗生山阴，九月采。

实

【气味】咸，温，无毒。

【主治】益气，厚肠胃，补肾气，令人耐饥。（《别录》）

楔

【主治】筋骨风痛。（士良）

【发明】孙思邈说：栗，肾之果也。肾病宜食之。

【附方】小儿疳疮：生嚼栗子敷之。

莩（音"孚"）

【气味】甘，平，涩，无毒。

【主治】捣散，和蜜涂面，令光急去皱纹。（苏恭）

【附方】骨鲠在咽：栗子内薄皮烧存性，研末，吹入咽中即下。

壳（栗之黑壳也）

【气味】同莩。

【主治】反胃消渴，煮汁饮之（孟诜）。煮汁饮，止泻血。（大明）

【附方】鼻衄不止，累医不效。栗壳烧存性，研末，粥饮服二钱。（《圣惠方》）

毛　球（栗外刺包也）

【主治】煮汁，洗火丹毒肿。（苏恭）

花

【主治】瘰伤（吴瑞）

树　皮

【主治】煮汁，洗沙虱、溪毒。（苏恭）疗疮毒。（苏颂）治丹毒五色无常。剥皮有刺者，煎水洗之。（孟诜出《肘后方》）

枣

【释名】李时珍说：按陆佃《埤雅》记载：大曰枣，小曰棘。棘，酸枣也。枣性高，枣、棘皆有刺针，会意也。

【集解】李时珍说：枣木赤心有刺。四月生小叶，尖觥光泽。南北皆有。

【气味】（大枣）甘，平，无毒。

【主治】补中益气，坚志强力，除烦闷。（《别录》）

【发明】李时珍说：《素问》言枣为脾之果，脾病宜食之。谓治病和药，枣为脾经血分药也。若无故频食，则生虫损齿，贻害多矣。

【附方】伤寒热病后，口干咽痛，喜唾：大枣二十枚，乌梅十枚，捣入蜜丸。含如杏核大，咽汁甚效。（《千金方》）

果部　山果类

梨

【释名】快果、果宗、玉乳、蜜父。朱震亨说：梨者，利也。其性下行流利也。

【集解】苏颂说：梨处处皆有，而种类殊别。

实

【气味】甘，微酸，寒，无毒。

【主治】热嗽，止渴。切片贴汤火伤，止痛不烂。（苏恭）

【发明】李时珍说：《别录》著梨，止言其害，不著其功。

【附方】赤眼肿痛：鹅梨一枚捣汁，黄连末半两，腻粉一字，和匀绵裹浸梨汁中，日日点之。（《圣惠》）

子

【气味】酸，甘，平，无毒。

【主治】泄痢。（时珍 出《正要》）

木　瓜

【释名】楙（音"茂"）。李时珍说：按《尔雅》云：楙，木瓜。

【集解】陶弘景说：木瓜，山阴兰亭尤多，彼人以为良果。

实

【修治】李时珍说：今人但切片晒干入药尔。

【气味】酸，温，无毒。

【主治】温痹邪气，霍乱大吐下，转筋不止。（《别录》）

木瓜

【发明】李杲说：木瓜入手、足太阴血分，气脱能收，气滞能和。

【附方】脚气肿急：用木瓜切片，囊盛踏之。

核

【主治】霍乱烦躁气急，每嚼七粒，温水咽之。（时珍 出《圣惠》）

枝、叶、皮、根

【气味】酸，涩，温，无毒。

【主治】煮汁饮，并止霍乱吐下转筋，疗脚气。（《别录》）

花

【主治】面黑粉滓。（方见李花）

山　楂

【释名】赤爪子（侧巧切《唐本》）、鼠楂（《唐本》）、猴楂（《危氏》）、茅楂（《日用》）、 杭子（音"求"）、檕梅（音"计"并《尔雅》）、羊梂（《唐本》）、棠梂子（《图经》）、山里果（《食鉴》）。

【集解】苏恭说：赤爪木，赤楂也。出山南、申、安、随诸州。

实

【修治】李时珍说：九月霜后取带熟者，去核曝干，或蒸熟去皮核，捣作饼子，晒干用。

【气味】酸，冷，无毒。

【主治】煮汁服，止水痢。沐头洗身，治疮痒。（《唐本》）

【发明】朱震亨说：山楂大能克化饮食。若胃中无食积，脾虚不能运化。不思食者，多服之，则反克伐脾胃生发之气也。

【附方】老人腰痛及腿痛：用棠梂子、鹿茸（炙）等分为末，蜜丸梧子大。每服百丸，日二服。

核

【主治】吞之，化食磨积，治癫疝。（时珍）

【附方】难产：山楂核七十七粒，百草霜为衣，酒吞下。（《海上方》）

赤　爪　木

【气味】苦，寒，无毒。

【主治】水痢，头风身痒。(《唐本》)

根

【主治】消积，治反胃。(时珍)

茎、叶

【主治】煮汁，洗漆疮。(时珍出《肘后》)

橘

【释名】李时珍说：橘从矞，谐声也。

【集解】《别录》记载：橘柚生江南及山南山谷，十月采。

实

【气味】甘，酸，温，无毒。

【主治】甘者润肺，酸者聚痰。(藏器)

【发明】李时珍说：橘皮下气消痰，其肉生痰聚饮，表里之异如此，凡物皆然。今人以蜜煎橘充果食甚佳，亦可酱菹也。

黄 橘 皮

【释名】红皮(《汤液》)、陈皮(《食疗》)。

【修治】李时珍说：橘皮纹细色红而薄，内多筋脉，其味苦辛。柑皮纹粗色黄而厚，内多白膜，其味辛甘。

【气味】苦，辛，温，无毒。

【主治】胸中瘕热逆气，利水谷。久服去臭，下气通神。(《本经》)

【发明】李时珍说：橘皮，苦能泄燥，辛能散，温能和。其治百病，总是取其理气燥湿之功。

【附方】反胃吐食：真橘皮，以日照西壁土炒香为末。每服二钱，生姜三片，枣肉一枚，水二钟，煎一钟，温服。(《直指方》)

青 橘 皮

【修治】李时珍说：青橘皮乃橘之未黄而青色者，薄而光，其气芳烈。今人多以小柑、小柚、小橙伪为之，不可不慎辨之。入药以汤浸去瓤，切片醋拌，瓦炒过用。

【气味】苦，辛，温，无毒。

【主治】气滞，下食，破积结及膈气。（颂）

【发明】张元素说：青橘皮气味俱厚，沉而降，阴也。入厥阴、少阳经，治肝胆之病。

【附方】伤寒呃逆，声闻四邻。四花青皮全者，研末。每服二钱，白汤下。（《医林集要》）

瓤上筋膜

【主治】口渴、吐酒，炒熟煎汤饮，甚效。（大明）

核

【修治】李时珍说：凡用，须以新瓦焙香，去壳取仁，研碎入药。

【气味】苦，平，无毒。

【主治】小肠疝气及阴核肿痛。炒研五钱，老酒煎服，或酒糊丸服，甚效。（时珍）

【发明】李时珍说：橘核入足厥阴，与青皮同功，故治腰痛瘭疝在下之病，不独取象于核也。和剂局方治诸疝痛及内瘭，卵肿偏坠，或硬如石，或肿至溃，有橘核丸，用之有效。品味颇多，详见本方。

【附方】腰痛：橘核、杜仲各二两炒，研末。每服二钱，盐酒下。（《简便方》）

叶

【气味】苦，平，无毒。

【主治】导胸膈逆气，入厥阴，行肝气，消肿散毒，乳痈胁痛，用之行经。（震亨）

【附方】肺痈：绿橘叶洗，捣绞汁一盏服之。吐出脓血即愈。（《经验良方》）

柑

柑

【释名】木奴。

【集解】萧炳说：乳柑出西戎者佳。

【气味】甘，大寒，无毒。

【主治】利肠胃中热毒，解丹石，止暴渴，利小便。（《开宝》）

【附方】难产：柑橘瓢阴干，烧存性，研末，温酒服二钱。(《集效》)

皮

【气味】辛，甘，寒，无毒。

【主治】伤寒饮食劳复者，浓煎汁服。(时珍)

核

【主治】作涂面药。(苏颂)

叶

【主治】聤耳流水或脓血。取嫩头七个，入水数滴，杵取汁滴之，即愈。(蔺氏)

橙

【释名】金球、鹄壳。

【集解】李时珍说：橙产南土，其实似柚而香，叶有两刻缺如两段，亦有一种气臭者。

【气味】酸，寒，无毒。

【主治】洗去酸汁，切和盐、蜜，煎成贮食，止恶心，能去胃中浮风恶气。(《开宝》)

橙

皮

【气味】苦，辛，温，无毒。

【主治】作酱、醋香美，散肠胃恶气，消食下气，去胃中浮风气。(《开宝》)

【附方】痔疮肿痛：膈年风干橙子，桶内烧烟熏之，神效。(《医方摘要》)

核

【主治】面黚粉刺，湿研，夜夜涂之。(时珍)

【附方】闪挫腰痛：橙子核炒研，酒服三钱即愈。(《摄生方》)

柚

【释名】櫾(与柚同)、条(《尔雅》)、壶柑(《唐本》)、臭橙(《食性》)、朱栾。

【集解】苏颂说：闽中、岭外、江南皆有柚，比橘黄，白色而大。襄、唐间柚，色青黄而实小。其味皆酢，皮厚，不堪入药。

【气味】酸，寒，无毒。

【主治】消食，解酒毒，治饮酒人口气，去肠胃中恶气，疗妊妇不思食、口淡。（大明）

皮

【气味】甘，辛，平，无毒。

【主治】下气。宜食，不入药。（弘景）消食快膈，散愤懑之气，化痰。（时珍）

【附方】痰气咳嗽：用香栾去核切，砂瓶内浸酒，封固一夜，煮烂，蜜拌匀，时时含咽。

叶

【主治】头风痛，同葱白捣，贴太阳穴。（时珍）

花

【主治】蒸麻油作香泽面脂，长发润燥。（时珍）

枇　杷

【释名】寇宗奭说：其叶形似琵琶，故名。

【集解】苏颂说：四月采叶，曝干用。

叶

【气味】苦，平，无毒。

【主治】和胃降气，清热解暑毒，疗脚气。（时珍）

【发明】李时珍说：枇杷叶气薄味厚，阳中之阴。治肺胃之病，大都取其下气之功耳。

【附方】反胃呕哕：枇杷叶（去毛、炙）、丁香各一两，人参二两，为末。每服三钱，水一盏，姜三片，煎服。《圣惠》

枇杷

杨　梅

【释名】 杭子（音"求"）。李时珍说：其形如水杨子而味似梅，故名。段氏《北户录》名杭子。扬州人呼白杨梅为圣僧。

【集解】 马志说：杨梅生江南、岭南山谷。树若荔枝树，而叶细阴青。子形似水杨子，而生青熟红，肉在核上，无皮壳。四月、五月采之。南人腌藏为果，寄至北方。

实

【气味】 酸，甘，温，无毒。

【主治】 盐藏食，去痰止呕哕，消食下酒。干作屑，临饮酒时服方寸匕，止吐酒。（《开宝》）

【附方】 头痛不止：杨梅为末，以少许嗜鼻取嚏，妙。

核　仁

【主治】 脚气。

树皮及根

【主治】 煎水，漱牙痛。服之，解砒毒。烧灰油调，涂汤火伤。（时珍）

【附方】 风虫牙痛《普济方》：用杨梅根（皮厚者）焙一两，川芎劳五钱，麝香少许，研末。每用半钱，鼻内嗜之，口中含水，涎出痛止。

杨梅

樱　桃

【释名】 莺桃（《礼注》）、含桃（《月令》）、荆桃。

【集解】 苏颂说：樱桃处处有之，而洛中者最胜。其木多阴，先百果熟，故古人多贵之。

樱桃

【气味】 甘，热，涩，无毒。

【主治】 调中，益脾气，令人好颜色，美志。（《别录》）

【发明】 朱震亨说：樱桃属火而有土，性大热而发湿。旧有热病及喘嗽者，得之立病，且有死者也。

叶

【气味】 甘，平，无毒。（煮老鹅，易软熟）

【主治】蛇咬，捣汁饮，并敷之。（颂）

东 行 根

【主治】煮汁服，立下寸白、蛔虫。（颂）

枝

【主治】雀卵斑𪒟，同紫萍、牙皂、白梅肉研和，日用洗面。（时珍）

花

【主治】面黑粉滓。（方见李花）

银 杏

【释名】白果。
【集解】李时珍说：银杏生江南，以宣城者为胜。

核仁

【气味】甘，苦，平，涩，无毒。
【主治】熟食温肺益气，定喘嗽，缩小便，止白浊。生食降痰，消毒杀虫。嚼浆涂鼻面手足，去䵟疱𪒟黯皱皴，及疥癣疳𧐐阴虱。（时珍）
【发明】李时珍说：银杏宋初始著名，而修《本草》者不收。
【附方】赤白带下，下元虚惫：白果、莲肉、江米（即糯米）各五钱，胡椒一钱半，为末。用乌骨鸡一只。去肠盛药，瓦器煮烂，空心食之。（《集简方》）

胡 桃

【释名】核桃。
【集解】李时珍说：胡桃树高丈许。春初生叶，长四、五寸，微似大青叶，两两相对，颇作恶气。三月开花如栗花，结实至秋如青桃状。

胡
桃

核仁

【气味】甘，平，温，无毒。
【主治】食之令人肥健，润肌，黑须发。多食利小便，去五痔。捣和胡粉，拔白须发，内孔中，则生黑毛。（《开宝》）

【发明】李时珍说：三焦者，元气之别使。命门者，三焦之本原。

【附方】胡桃丸：益血补髓，强筋壮骨，延年明目，悦心润肌，能除百病。用胡桃仁四两捣膏，入破故纸、杜仲、萆薢末各四两杵匀，作丸梧子大。每空心温酒、盐汤任下五十丸。(《御药院方》)

果部　夷果类

荔　枝

【释名】李时珍说：司马相如《上林赋》作离支。

核

【气味】甘，温，涩，无毒。

【主治】治癫疝气痛，妇人血气刺痛。(时珍)

【发明】李时珍说：荔枝核入厥阴，行散滞气，其实双结而核肖睾丸，故其治癫疝卵肿，有述类象形之义。

【附方】肾肿如斗：荔枝核、青橘皮、茴香等分，各炒研。酒服二钱，日三。

龙　眼

【集解】李时珍说：龙眼正圆，《别录》、苏恭比之槟榔，殊不类也。其木性畏寒，白露后方可采摘，晒焙令干，成朵干者名龙眼锦。

实

【气味】甘，平，无毒。

【主治】开胃益脾，补虚长智。(时珍)

【发明】李时珍说：食品以荔枝为贵，而资益则龙眼为良。盖荔枝性热，而龙眼性和平也。

【附方】归脾汤：治思虑过度，劳伤心脾，健忘怔忡，虚烦不眠，自汗惊悸。用龙眼肉、酸枣仁(炒)、黄芪(炙)、白术(焙)、茯神各一两，木香、人参各半两，炙甘草二钱半，㕮咀。每服五钱，姜三片，枣一枚，水二钟，煎一钟，温服。(《济生方》)

橄　榄

【释名】青果。

【集解】李时珍说：橄榄树高，将熟时以木钉钉之，或纳盐少许于皮内，其实一夕自落，亦物理之妙也。

实

【气味】酸，甘，温，无毒。

【主治】生食、煮饮，并消酒毒。（《开宝》）

【发明】李时珍说：按《名医录》云：吴江一富人，食鳜鱼被鲠，横在胸中，不上不下，痛声动邻里，半月余几死。忽遇渔人张九，令取橄榄与食。时无此果，以核研末，急流水调服，骨遂下而愈。

【附方】牙齿风疳，脓血有虫：用橄榄烧研，入麝香少许，贴之。（《圣惠方》）

波 罗 蜜

【释名】曩伽结。李时珍说：波罗蜜，梵语也。

【集解】李时珍说：波罗蜜生交趾、南邦诸国，今岭南、滇南亦有之。

瓤

【气味】甘，香，微酸，平，无毒。

【主治】止渴解烦，醒酒益气，令人悦泽。（时珍）

核 中 仁

【气味】同瓤。

【主治】补中益气，令人不饥轻健。（时珍）

无 花 果

【释名】映日果（《便民图纂》）、优昙钵（《广州志》）、阿驵。

【集解】李时珍说：无花果出扬州及云南，今吴、楚、闽、越人家，亦或折枝插成。枝柯如枇杷树，三月发叶如花构叶。五月内不花而实，实出枝间，状如木馒头，其内虚软。

实

【气味】甘，平，无毒。

【主治】开胃，止泄痢。（汪颖）治五痔，咽喉痛。（时珍）

无花果

叶

【气味】甘，微辛，平，有小毒。

【主治】五痔肿痛，煎汤频熏洗之，取效。（震亨）

果部　蓏类

甜　瓜

【释名】李时珍说：甜瓜之味，甜于诸瓜，故独得甘、甜之称。《本草》瓜蒂，亦此瓜之蒂也。

【集解】《别录》记载：瓜蒂生嵩高平泽，七月七日采，阴干。

瓜蒂

【气味】苦，寒，有毒。

【主治】大水，身面四肢浮肿。下水杀蛊毒，咳逆上气，及食诸果，病在胸腹中，皆吐下之。（《本经》）

【发明】朱震亨说：瓜蒂性急，能损胃气，胃弱者宜以他药代之。病后、产后，尤宜深戒。

【附方】急黄喘息，心上坚硬，欲得水吃者：瓜蒂二小合，赤小豆一合，研末。暖浆水五合，服方寸匕，一炊久当吐，不吐再服。吹鼻取水亦可。（《伤寒类要》）

西　瓜

【气味】（瓜瓤）甘，淡，寒，无毒。

【主治】消渴止烦，解暑热。（吴瑞）

【发明】汪颖说：西瓜性寒解热，有天生白虎汤之号。然亦不宜多食。

葡　萄

葡萄

【释名】蒲桃（古字）、草龙珠。

【集解】《别录》记载：葡萄生陇西、五原、敦煌山谷。

实

【气味】甘，平，涩，无毒。

【主治】筋骨湿痹，益气倍力强志，令人肥健，耐饥忍风寒。久食，轻身不老延年。可作酒。（《本经》）

【发明】朱震亨说：葡萄属土，有水与木火。东南人食之多病热，西北人食之无恙。盖能下走渗道，西北人禀气厚故耳。

【附方】除烦止渴：生葡萄捣滤取汁，以瓦器熬稠，入熟蜜少许同收。点汤饮甚良。（《居家必用》）

根、藤、叶

【气味】同实。

【主治】煮浓汁细饮，止呕哕及霍乱后恶心，孕妇子上冲心，饮之即下，胎安。（孟诜）治腰脚肢腿痛，煎汤淋洗之良。又饮其汁，利小便，通小肠，消肿满。（时珍）

【附方】水肿：葡萄嫩心十四个，蝼蛄七个（去头尾），同研，露七日，曝干为末。每服半钱，淡酒调下。暑月尤佳。（洁古《保命集》）

猕　猴　桃

猕猴桃

【释名】猕猴梨（《开宝》）、藤梨（同上）、阳桃（《日用》）、木子。

【集解】马志说：生山谷中。藤着树生，叶圆有毛。其实形似鸡卵大，其皮褐色，经霜始甘美可食。皮堪作纸。

实

【气味】酸，甘，寒，无毒。

【主治】止暴渴，解烦热，压丹石，下石淋。(《开宝》)

藤 中 汁

【气味】甘，滑，寒，无毒。

【主治】热壅反胃，和生姜汁服之。又下石淋。(藏器)

枝、叶

【主治】杀虫。煮汁饲狗，疗病疥。(《开宝》)

果部　水果类

莲　藕

【释名】其根藕(《尔雅》)、其实莲(同上)、其茎叶荷。

【集解】《别录》记载：藕实茎生汝南池泽。八月采之。

莲　实

【释名】石莲子。

【集解】陶弘景说：藕实即莲子，八九月采黑坚如石者，干捣破之。

【气味】甘，平，涩，无毒。

【主治】补中养神，益气力，除百疾。(《本经》)

【发明】李时珍说：莲产于淤泥，而不为泥染；居于水中，而不为水没。

【附方】久痢禁口：石莲肉炒，为末。每服二钱，陈仓米汤调下，便觉思食，甚妙。加入香莲丸，尤妙。(《丹溪心法》)

藕

【气味】甘，平，无毒。

【主治】热渴，散留血，生肌。(《别录》)

【发明】李时珍说：白花藕大而孔扁者，生食味甘，煮食不美；红花及野藕，生食味涩，煮蒸则佳。

【附方】伤寒口干：生藕汁、生地黄汁、童子小便各半盏，

莲
藕

煎温，服之。（庞安时《伤寒论》）

藕　节

【气味】涩，平，无毒。

【主治】能止咳血唾血，血淋溺血，下血血痢血崩。（时珍）

【发明】李时珍说：一男子病血淋，痛胀祈死。予以藕汁调发灰，每服二钱，服三日而血止痛除。

【附方】鼻衄不止：藕节捣汁饮，并滴鼻中。

莲　薏

【集解】即莲子中青心也。

【气味】苦，寒，无毒。

【主治】血渴，产后渴，生研末，米饮服二钱，立愈。（士良）清心去热。（时珍）

【附方】劳心吐血：莲子心七个，糯米二十一粒，为末，酒服。（《是斋百一方》）

莲 蕊 须

【气味】甘，涩，温，无毒。

【主治】清心通肾，固精气，乌须发，悦颜色，益血，止血崩、吐血。（时珍）

【附方】久近痔漏三十年者，三服除根：用莲花蕊、黑牵牛头末各一两半，当归五钱，为末。每空心酒服二钱。忌热物。五日见效。（孙氏《集效方》）

荷　叶

【气味】苦，平，无毒。

【主治】生发元气，裨助脾胃，涩精滑，散瘀血，消水肿痈肿，发痘疮，治吐血咯血衄血，下血溺血血淋，崩中，产后恶血，损伤败血。（时珍）

【附方】伤寒产后血晕欲死：用荷叶、红花、姜黄等分，炒研末。童子小便调服二钱。（庞安常《伤寒论》）

木部　香木类

柏

【释名】侧柏。

实

【修治】李时珍说：寻常用，只蒸熟曝烈，舂簸取仁，炒研入药。

【气味】甘，平，无毒。

【主治】惊悸，益气，除风湿痹，安五脏。（《本经》）

【发明】李时珍说：柏子仁性平而不寒不燥，味甘而补，辛而能润，其气清香，能透心肾，益脾胃，盖仙家上品药也，宜乎滋养之剂用之。

【附方】服柏实法：八月连房取实曝收，去壳研末。每服二钱，温酒下，一日三服。渴即饮水，令人悦泽。

叶

【集解】李时珍说：或生或炒，各从本方。

【气味】苦，微温，无毒。

【主治】吐血衄血，痢血崩中赤白。（《别录》）

【发明】李时珍说：柏性后凋而耐久，禀坚凝之质，乃多寿之木，所以可入服食。

【附方】大肠下血：随四时方向，采侧柏叶烧研，每米饮服二钱。（《百一选方》）

松

【释名】李时珍说：按王安石《字说》云：松柏为百木之长。松犹公也，柏犹伯也。故松从公，柏从白。

松

脂

【释名】松膏，松胶，松香。

【修治】苏颂说：用大釜加水置甑，用白茅藉甑底，又加黄砂于茅上，厚寸许。

【气味】苦，甘，温，无毒。

【主治】强筋骨，利耳目，治崩带。（时珍）

【附方】风虫牙痛：刮松上脂，滚水泡化，一漱即止，已试验。（《集简方》）

节

【气味】苦，温，无毒。

【主治】治风蛀牙痛，煎水含漱，或烧灰日搐，有效。（时珍）

【发明】李时珍说：松节，松之骨也。质坚气劲，久亦不朽，故筋骨间风湿诸病宜之。

【附方】阴毒腹痛：油松木七块炒焦，冲酒二钟，热服。（《集简方》）

杉

【释名】杦（音"杉"）、沙木（《纲目》）、檠（音"敬"）木。

【集解】李时珍说：杉木叶硬，微扁如刺，结实如枫实。江南人以惊蛰前后取枝插种，出倭国者谓之倭木，并不及蜀、黔诸峒所产者尤良。

杉

材

【气味】辛，微温，无毒。

【主治】漆疮，煮汤洗之，无不瘥。（《别录》）

【发明】朱震亨说：杉屑属金有火。其节煮汁浸捋脚气肿满，尤效。

【附方】肺壅痰滞：上焦不利，猝然咳嗽。杉木屑一两，皂角（去皮酥炙）三两，为末，蜜丸梧子大。每米饮下十丸，一日四服。（《圣惠方》）

皮

【主治】金疮血出，及汤火伤灼，取老树皮烧存性，研敷之。或入鸡子清调敷。一二日愈。（时珍）

叶

【主治】风、虫牙痛，同芎䓖、细辛煎酒含漱。（时珍）

子

【主治】疝气痛，一岁一粒，烧研酒服。（时珍）

桂

【释名】李时珍说：此即肉桂也。去其内外皮者，即为桂心。

【集解】李时珍说：去粗皮用。

【气味】甘，辛，大热，有小毒。

【主治】治寒痹风喑。阴盛失血，泻痢惊痫。（时珍）

木　兰

【释名】杜兰（《别录》）、林兰（《本经》）、木莲（《纲目》）、黄心。

【集解】《别录》记载：木兰生零陵山谷及太山。皮似桂而香。十二月采皮，阴干。

皮

【气味】苦，寒，无毒。

【主治】疗中风伤寒及痈疽水肿，去臭气。（《别录》）治酒疽，利小便，疗重舌。（时珍）

【附方】小儿重舌：木兰皮一尺，广四寸，削去粗皮，入醋一升，渍汁噙之。（《子母秘录》）

木兰

花

【主治】鱼哽骨哽，化铁丹用之。（时珍）

丁　香

【释名】丁子香（《嘉祐》）、鸡舌香。

【集解】苏恭说：鸡舌香树叶及皮并似栗，花如梅花，子似枣核，此雌树也，不入香用。其雄树虽花不实，采花酿之以成香。出昆仑及交州、爱州以南。

鸡舌香（《别录》）

【气味】辛，微温，无毒。李时珍说：辛，温。

【主治】风水毒肿，霍乱心痛，去恶气。（《别录》）

丁香（《开宝》）

【气味】辛，温，无毒。

【主治】治虚哕，小儿吐泻，痘疮胃虚，灰白不发。（时珍）

【发明】王好古说：丁香与五味子、广茂同用，治奔豚之气。亦能泄肺，能补胃，大能疗肾。

【附方】干霍乱痛，不吐不下。丁香十四枚，研末，以沸汤一升和之，顿服。不瘥更作。（思邈《千金方》）

丁　皮

【释名】时珍曰：即树皮也。似桂皮而厚。

【气味】同香。

【主治】齿痛。（李珣）心腹冷气诸病。方家用代丁香。（时珍）

枝

【主治】一切冷气，心腹胀满，恶心，泄泻虚滑，水谷不消。用枝杖七斤，肉豆蔻（面煨）八斤，白面（炒）六斤，甘草（炒）十一斤，炒盐中三斤，为末。日日点服。（《御药院方》）

根

【气味】辛，热，有毒。

【主治】风热毒肿。不入心腹之用。（《开宝》）

檀　香

檀香

【释名】李时珍说：檀，善木也，故字从亶。亶，善也。释氏呼为旃檀，以为汤沐，犹言离垢也。

【集解】李时珍说：叶廷珪《香谱》云：皮实而色黄者为黄檀，皮洁而色白者为白檀，皮腐而色紫者为紫檀。其木并坚重清香，而白檀尤良。宜以纸封收，则不泄气。

木兰

白旃檀

【气味】辛，温，无毒。

【主治】煎服，止心腹痛，霍乱，肾气痛。水磨，涂外肾并腰肾痛处。（大明）

【发明】李时珍说：白檀辛温，气分之药也。故能理卫气而调脾肺，利胸膈。紫檀咸寒，血分之药也。故能和营气而消肿毒，治金疮。

楠

【释名】 柟（与"楠"字同）。

【集解】陈藏器说：柟木高大，叶如桑，出南方山中。

材

【气味】辛，微温，无毒。

【主治】霍乱吐下不止，煮汁服。（《别录》）

【附方】水肿自足起：削楠木、桐木煮汁渍足，并饮少许，日日为之。（《肘后方》）

皮

【气味】苦，温，无毒。

【主治】霍乱吐泻，小儿吐乳，暖胃正气，并宜煎服。（李珣）

楠

樟

【释名】李时珍说：其木理多纹章，故谓之樟。

【集解】藏器曰：江东舸船多用樟木。县名豫章，因木得名。

材

樟

【气味】辛，温，无毒。

【主治】恶气中恶，心腹痛鬼疰，霍乱腹胀，宿食不消，常吐酸臭水，酒煮服，无药处用之。煎汤，浴脚气疥癣风痒。作履，除脚气。（藏器）

【发明】李时珍说：霍乱及干霍乱须吐者。以樟木屑煎浓汁吐之，甚良。又中恶，鬼气猝死者，以樟木烧烟熏之，待苏乃用药。此物辛烈香窜，能去湿气、辟邪恶故也。

【附方】手足痛风，冷痛如虎咬者。用樟木屑一斗，急流水一石，煎极滚泡之，乘热安足于桶上熏之。以草荐围住，勿令汤气入目。其功甚捷，此家传经验方也。（虞抟《医学正传》）

瘿 节

【主治】风疰鬼邪。（时珍）

【附方】三木节散：治风劳，面色青白，肢节沉重，臀间痛，或寒或热，或躁或嗔，思食不能食，被虫侵蚀，症状多端。天灵盖（酥炙，研）二两、牛黄、人中白（焙）各半两，麝香二钱，为末。别以樟木瘤节、皂荚木瘤节、槐木瘤节各为末五两，每以三钱，水一盏，煎半盏，去滓，调前末一钱，五更顿服，取下虫物为妙。（《圣惠方》）

芦 荟

【释名】奴会（《开宝》）、讷会（《拾遗》）、象胆。李时珍说：名义未详。陈藏器说：俗呼为象胆，以其味苦如胆也。

【气味】苦，寒，无毒。

【主治】热风烦闷，胸膈间热气，明目镇心，小儿癫痫惊风，疗五疳，杀三虫及痔病疮瘘，解巴豆毒。（《开宝》）研末，敷齞齿甚妙。治湿癣出黄汗。（苏颂）

芦荟

【发明】李时珍说：芦荟，乃厥阴经药也。其功专于杀虫清热。以上诸病，皆热与虫所生故也。

【附方】小儿脾疳：芦荟、使君子等分，为末。每米饮服一二钱。（《卫生易简方》）

木部　乔木类

梓

【释名】李时珍说：按陆佃《埤雅》云：梓为百木长，故呼梓为木王。盖木莫良于梓。

梓白皮

【气味】苦，寒，无毒。

【主治】疗目中疾，主吐逆胃反。小儿热疮，身头热烦，蚀疮，煎汤浴之，并捣敷。（《别录》）

【附方】时气温病，头痛壮热，初得一日：用生梓木削去黑皮，取里白者切一升，水二升五合煎汁。每服八合，取瘥。（《肘后方》）

梧　桐

【释名】櫬。

【集解】陶弘景说：梧桐皮白，叶似青桐，而子肥可食。

木　白　皮

【气味】缺。

【主治】烧研，和乳汁涂须发，变黄赤。（时珍）

叶

【主治】发背，炙焦研末，蜜调敷，干即易。（《肘后方》）

子

【气味】甘，平，无毒。

【主治】捣汁涂，拔去白发，根下必生黑者。又治小儿口疮，和鸡子烧存性，研掺。（时珍）

梧桐

柳

【释名】小杨（《说文》）、杨柳。

【集解】《别录》记载：柳华生琅琊川泽。

柳 华

【释名】柳絮。（《本经》）

【气味】苦，寒，无毒。

【主治】风水黄疸，面热黑。（《本经》）

【发明】陶弘景说：柳华熟时，随风状如飞雪，当用其未舒时者。子亦随花飞止，应水渍汁尔。

【附方】走马牙疳：杨花烧存性，入麝香少许，搽。（《保幼大全》）

叶

【气味】同华。

【主治】疗白浊，解丹毒。（时珍）

【附方】眉毛脱落：垂柳叶阴干为末，每姜汁于铁器中调，夜夜摩之。（《圣惠方》）

枝、根白皮

【气味】同华。

【主治】煎服，治黄疸白浊。酒煮，熨诸痛肿，去风止痛消肿。（时珍）

【发明】苏颂说：柳枝皮及根亦入药。

【附方】脾胃虚弱不思饮食，食下不化，病似翻胃噎膈。清明日取柳枝一大把熬汤，煮小米作饭，洒面滚成珠子，晒干，袋悬风处。每用烧滚水随意下米，米沉住火，少时米浮，取看无硬心则熟，可顿食之。久则面散不粘矣，名曰络索米。（杨起《简便方》）

白 杨

【释名】独摇。

【集解】苏恭说：白杨取叶圆大，蒂小，无风自动者。

木　皮

【修治】雷敩说：凡使，铜刀刮去粗皮蒸之，从巳至未。以布袋盛，挂屋东角，待干用。

【气味】苦，寒，无毒。

【主治】毒风脚气肿，四肢缓弱不随，毒气游易在皮肤中，痰癖等，酒渍服之。（《唐本》）

【附方】项下瘿气：秫米三斗炊熟，取圆叶白杨皮十两，勿令见风，切，水五升，煮取二升，渍麹末五两，如常酿酒。每旦一盏，日再服。（《崔氏方》）

白杨

枝

【主治】消腹痛，治吻疮。（时珍）

【附方】口吻烂疮：白杨嫩枝，铁上烧灰，和脂敷之。（《外台秘要》）

叶

【主治】龋齿，煎水含漱。又治骨疽久发，骨从中出，频捣敷之。（时珍）

巴　豆

【释名】李时珍说：此物出巴蜀，而形如菽豆，故以名之。

【修治】李时珍说：巴豆有用仁者，用壳者，用油者，有生用者，麸炒者，醋煮者，烧存性者，有研烂以纸包压去油者（谓之巴豆霜）。

【气味】辛，温，有毒。之才曰：中其毒者，用冷水、黄连汁、大豆汁解之。

【主治】伤寒温疟寒热，破癥瘕结聚坚积，留饮痰癖，大腹水胀，荡练五脏六腑，开通闭塞，利水谷道，去恶肉，杀虫鱼。（《本经》）

【发明】李时珍说：巴豆气热味辛，生猛熟缓，能吐能下，能行能止，是可升可降药也。

【附方】一切积滞：巴豆一两，蛤粉二两，黄柏三两，为末，水丸绿豆大。每水下五丸。（《医学切问》）

木部　灌木类

桑

【释名】子名椹。《种树书》云：桑以构接则桑大。桑根下埋龟甲，则茂盛不蛀。

根 白 皮

【修治】雷敩说：凡使，采十年以上向东畔嫩根，铜刀刮去青黄薄皮一重，取里白皮切，焙干用。

【气味】甘，寒，无毒。

【主治】去肺中水气，唾血热渴，水肿腹满胪胀，利水道，去寸白。(《别录》)

【发明】李时珍说：桑白皮长于利小水，乃实则泻其子也。

【附方】消渴尿多：入地三尺桑根，剥取白皮炙黄黑，锉，以水煮浓汁，随意饮之。亦可入少米。勿用盐。(《肘后方》)

桑 椹

【释名】文武实。

【主治】单食止消渴。(苏恭)

【发明】寇宗奭说：《本经》言桑甚详，然独遗乌椹，桑之精英尽在于此。

【附方】发白不生：黑熟桑椹，水浸日晒，搽涂，令黑而复生也。(《千金方》)

叶

【气味】苦，甘，寒，有小毒。

【主治】治劳热咳嗽，明目长发。(时珍)

【发明】苏颂说：桑叶可常服。李时珍说：桑叶乃手、足阳明之药，汁煎代茗，能止消渴。

【附方】风眼下泪：腊月不落桑叶煎汤，日日温洗。或入芒硝。(《集简方》)

枝

【气味】苦，平。

【主治】遍体风痒干燥，水气，脚气，风气，四

桑

肢拘挛，上气眼晕，肺气咳嗽，消食利小便。久服，终身不患偏风。（苏颂）

【发明】李时珍说：煎药用桑者，取其能利关节，除风寒湿痹诸痛也。

【附方】水气脚气：桑条二两炒香，以水一升，煎二合。每日空心服之，亦无禁忌。（《圣济总录》）

酸　枣

【集解】马志说：酸枣即棘实，更非他物。

【主治】心腹寒热，邪结气聚，四肢酸痛湿痹。久服，安五脏，轻身延年。（《本经》）

【发明】李时珍说：酸枣实味酸性收，故主肝病，寒热结气，酸痹久泻，脐下满痛之证。

【附方】睡中汗出：酸枣仁、人参、茯苓等分，为末，每服一钱，米饮下。（《简便方》）

金　樱　子

金樱子

【释名】刺梨子（《开宝》）、山石榴（《纲目》）、山鸡头子。时珍曰：金樱当作金罂，谓其子形如黄罂也。

【集解】时珍曰：山林间甚多。

子

【气味】酸、涩，平，无毒。

【主治】脾泄下利，止小便利，涩精气。久服，令人耐寒轻身。（《蜀本》）

【发明】慎微曰：沈存中《笔谈》云：金樱子止遗泄，取其温且涩也。

【附方】补血益精：金樱子（去刺及子，焙）四两，缩砂二两，为末，炼蜜和丸梧子大。每服五十丸，空心温酒服。（《奇效良方》）

冬　青

【释名】冻青。

冬青

【集解】陈藏器说：冬青木肌白，有纹作象齿笏。其叶堪染绯。

子、木皮

【气味】甘，苦，凉，无毒。

【主治】浸酒，去风虚，补益肌肤。皮之功同。（藏器）

【附方】痔疮：冬至日取冻青树子，盐酒浸一夜，九蒸九晒，瓶收。每日空心酒吞七十粒，卧时再服。（《集简方》）

叶

【主治】烧灰，入面膏，治皲瘃，灭瘢痕，殊效。（苏颂）

五　加

【释名】李时珍说：此药以五叶交加者良，故名五加，又名五花。

根皮同茎

【气味】辛，温，无毒。

【主治】男子阴痿，囊下湿，小便余沥，妇人阴痒及腰脊痛，两脚疼痹风弱，五缓虚羸，补中益精，坚筋骨，强志意。久服，轻身耐老。（《别录》）

【发明】李时珍说：五加治风湿痿痹，壮筋骨，其功良深。

【附方】虚劳不足：五加皮、枸杞根白皮各一斗，水一石五斗，煮汁七斗，分取四斗，浸曲一斗，以三斗拌饭，如常酿酒法，待熟任饮。（《千金方》）

紫　荆

【释名】紫珠（《拾遗》）、皮名肉红（《纲目》）、内消。

【集解】苏颂说：紫荆处处有之，人多种于庭院间。木似黄荆，叶小无桠，花深紫可爱。

木并皮

【气味】苦，平，无毒。

【主治】破宿血，下五淋，浓煮汁服。（《开宝》）

【发明】李时珍说：紫荆气寒味苦，色紫性降，入手、

紫荆

足厥阴血分。寒胜热，苦走骨，紫入营。故能活血消肿，利小便而解毒。

【附方】痔疮肿痛：紫荆皮五钱，新水食前煎服。(《直指方》)

木　槿

【释名】日及。

皮并根

【气味】甘，平，滑，无毒。

【主治】治赤白带下，肿痛疥癣，洗目令明，润燥活血。(时珍)

【发明】李时珍说：木槿皮及花，并滑如葵花，故能润燥。色如紫荆，故能活血。

【附方】赤白带下：槿根皮二两(切)，以白酒一碗半，煎一碗，空心服之。白带用红酒甚妙。(《纂要奇方》)

木槿

扶　桑

【释名】佛桑(《霏雪录》)、朱槿(《草木状》)、赤槿(同)、日及。

【集解】时珍曰：扶桑产南方，乃木槿别种。其枝柯柔弱，叶深绿，微涩如桑。

叶及花

【气味】甘，平，无毒。

【主治】痈疽腮肿，取叶(或花) 同白芙蓉叶、牛蒡叶、白蜜研膏敷之，即散(时珍)。

山　茶

【释名】李时珍说：其叶类茗，又可作饮，故得茶名。

【集角】李时珍说：山茶产南方。树生，高者丈许，枝干交加。

花

【气味】缺。

【主治】吐血衄血，肠风下血，并用红者为末，入童溺、姜汁及酒调服，可代郁金。（震亨）汤火伤灼，研末，麻油调涂。（时珍）

子

【主治】妇人发鬒，研末掺之。（时珍《摘玄方》）

蜡梅

蜡　梅

【释名】黄梅花。

【集解】李时珍说：蜡梅小树，丛枝尖叶。

花

【气味】辛，温，无毒。

【主治】解暑生津。（时珍）

木　绵

【释名】古贝（《纲目》）、古终。

【集解】李时珍说：木绵有草、木二种。交广木绵，树大如抱。此种出南番，宋末始入江南，今则遍及江北与中州矣。

白 绵 及 布

【气味】甘，温，无毒。

【主治】血崩金疮，烧灰用。（时珍）

子油（用两瓶合烧取沥）

【气味】辛，热，微毒。

【主治】恶疮疥癣。燃灯，损目。（时珍）

木绵

木部　苞木类

竹

【释名】李时珍曰：竹字象形。

淡　竹　叶

【气味】辛，平，大寒，无毒。

【主治】胸中痰热、咳逆上气。(《别录》)

【发明】李杲说：竹叶辛苦寒，可升可降，阳中阴也。其用有二：除新久风邪之烦热，止喘促气胜之上冲。

【附方】时行发黄：竹叶五升(切)，小麦七升，石膏三两，水一斗半，煮取七升，细服，尽剂愈。(《肘后方》)

淡　竹　茹

【气味】甘，微寒，无毒。

【主治】呕哕，温气寒热，吐血崩中。(《别录》)

【附方】产后烦热，内虚短气。甘竹茹汤：用甘竹茹一升，人参、茯苓、甘草各二两，黄芩二两，水六升，煎二升，分服。日三服。(《妇人良方》)

淡　竹　沥

【修治】李时珍说：以竹截长五六寸，以瓶盛，倒悬，下用一器承之，周围以炭火逼之，其油沥于器下也。

【气味】甘，大寒，无毒。

【主治】暴中风风痹，胸中大热，止烦闷，消渴，劳复。(《别录》)

【发明】李时珍说：竹沥性寒而滑，大抵因风火燥热而有痰者宜之。

【附方】中风口噤：竹沥、姜汁等分，日日饮之。(《千金方》)

竹

虫部 卵生类

蜜 蜂

【释名】蜡蜂（《纲目》）、蜜。

【集解】《别录》记载：蜂子生武都山谷。

蜜
蜂

蜂 子

【气味】甘，平，微寒，无毒。

【主治】风头、除蛊毒，补虚羸伤中。久服令人光泽，好颜色，不老。（《本经》）

【发明】李时珍说：蜂子古人以充馔品，故《本经》《别录》著其功效，而《圣济总录》治大风疾，兼用诸蜂子，盖亦足阳明、太阴之药也。

【附方】大风疠疾，须眉堕落，皮肉已烂成疮者。用蜜蜂子、胡蜂子、黄蜂子（并炒）各一分，白花蛇、乌蛇（并酒浸，去皮、骨，炙干）、全蝎（去土，炒）、白僵蚕（炒）各一两，地龙（去土，炒）半两，蝎虎（全者，炒）、赤足蜈蚣（全者，炒）各十五枚，丹砂一两，雄黄（醋熬）一分，龙脑半钱，右为末。每服一钱匕，温蜜汤调下，日三五服。（《总录》）

露 蜂 房

【集解】韩保昇曰：此树上大黄蜂窠也。

【气味】苦，平，有毒。

【主治】惊痫瘈疭，寒热邪气，癫疾，鬼精蛊毒，肠痔。（《本经》）

【发明】时珍曰：露蜂房，阳明药也。外科、齿科及他病用之者，亦皆取其以毒攻毒，兼杀虫之功耳。

【附方】风虫牙痛：露蜂房煎醋，热漱之。

蚕

蚕

【释名】自死者名白僵蚕。

【修治】《别录》记载：生颖川平泽。四月取自死者。勿令中湿，有毒不可用。

【气味】咸，辛，平，无毒。

【主治】小儿惊痫夜啼，去三虫。(《本经》)

【发明】李时珍说：僵蚕，蚕之病风者也。

【附方】项上瘰疬：白僵蚕为末，水服五分，日三服，十日瘥。(《外台》)

蜘　蛛

【释名】次蜚(音"秋"《尔雅》)、蠾蝓(音"属俞"《方言》)、蛛蝥(亦作蝃蝥，音"拙谋")。

【集解】陶弘景说：蜘蛛数十种，今入药惟用悬网如鱼罾者，亦名蛛蝥。赤斑者俗名络新妇，亦入方术家用。

【气味】微寒，有小毒。

【主治】大人、小儿癀，及小儿大腹丁奚，三年不能行者。(《别录》)

【发明】蜘蛛散主之。蜘蛛十四枚(炒焦)，桂半两，为散。每服八分一匕，日再。或以蜜丸亦通。

【附方】泄痢脱肛，疼痛已久者，黑圣散主之。大蜘蛛一个，瓠叶两重包扎定，合子内烧存性，入黄丹少许，为末。先以白矾、葱、椒煎汤洗，拭干，以前药末置软帛上，托入收之，甚是有效也。(《乘闲方》)

蜘蛛

蜕　壳

【主治】虫牙、牙疳。(时珍)

【附方】牙疳出血：蜘蛛壳为末，入胭脂、麝香少许，敷之。(《直指方》)

网

【主治】喜忘，七月七日取置衣领中，勿令人知。(《别录》)

【发明】李时珍说：按侯延庆《退斋雅闻录》云：凡人卒

白话本草纲目

暴吐血者，用大蜘蛛网搓成小团，米饮吞之，一服立止。

【附方】积年诸疮：蜘蛛膜贴之，数易。(《千金方》)

蝎

【释名】李时珍说：许慎云：蝎，虿尾虫也。长尾为虿，短尾为蝎。

【集解】李时珍说：蝎形如水龟，八足而长尾，有节色青。今捕者多以盐泥食之，入药去足焙用。

【气味】甘，辛，平，有毒。

【主治】诸风瘾疹，及中风半身不遂，口眼歪斜，语涩，手足抽掣。(《开宝》)

蝎

【发明】李时珍说：蝎产于东方，色青属木，足厥阴经药也，故治厥阴诸病。

【附方】风淫湿痹，手足不举，筋节挛疼：先与通关，次以全蝎七个瓦炒，入麝香一字研匀，酒三盏，空心调服。如觉已透则止，未透再服。如病未尽除，自后专以婆蒿根洗净，酒煎，日二服。(《直指方》)

水　蛭

【释名】李时珍说：方音讹蛭为痴，故俗有水痴、草痴之称。

【修治】陈藏器说：收干蛭，当展其身令长，腹中有子者去之。性最难死，虽以火炙，亦如鱼子烟熏经年，得水犹活也。

【气味】咸，苦，平，有毒。

【主治】逐恶血瘀血月闭，破血癥积聚，无子，利水道。(《本经》)

【发明】成无己曰：咸走血，苦胜血。水蛭之咸苦，以除畜血，乃肝经血分药，故能通肝经聚血。

【附方】坠跌打击、内伤神效方：水蛭、麝香各一两锉碎，烧令烟出，为末。酒服一钱，当下畜血。未止再服，其效如神。(《古今录验方》)

虫部 化生类

蚱 蝉

蝉 蜕

蝉
蜕

【释名】蝉壳。

【集解】时珍曰：凡用蝉壳，沸汤洗去泥土、翅、足，浆水煮过，晒干用。

【气味】咸、甘，寒，无毒。

【主治】治头风眩晕，皮肤风热，痘疹作痒，破伤风及疔肿毒疮，大人失音，小儿噤风天吊，惊哭夜啼，阴肿。（时珍）

【发明】时珍曰：蝉乃土木余气所化，饮风吸露，其气清虚。

【附方】小儿惊啼：啼而不哭，烦也；哭而不啼，躁也。用蝉蜕二七枚，去翅、足为末，入朱砂末一字，蜜调与吮之。（《活幼口议》）

蜣 螂

【释名】推丸。

【集解】李时珍说：蜣螂以土霪粪，转而成丸，雄曳雌推，置于坎中，覆之而去。数日有小蜣螂出，盖孚乳于中也。

【气味】咸，寒，有毒。

【主治】小儿惊痫瘛疭，腹胀寒热，大人癫疾狂易。（《本经》）

【发明】李时珍说：蜣螂乃手足阳明、足厥阴之药，故所主皆三经之病。

蜣
螂

【附方】小儿惊风，不拘急慢：用蜣螂一枚杵烂，以水一小盏，于百沸汤中荡热，去滓饮之。

虫部　湿生类

蟾蜍

【释名】鼀蟇（音“蹙秋”）、鼀蟇（音“施”）、蜍鼀（踟蹰）、苦蟊（音“笼”）、蚵蚾（音“何皮”）、癞蛤蟆。

【集解】《别录》记载：蟾蜍生江湖池泽。五月五日最东行者，阴干用。

【修治】李时珍说：今人皆于端午日捕取，风干，黄泥固济，煅存性用之。

【气味】辛，凉，微毒。

【主治】阴蚀，疽疬恶疮，猘犬伤疮，能合玉石。（《别录》）

【发明】李时珍说：蟾蜍，土之精也。

【附方】腹中冷癖水谷癖结，心下停痰，两胁痞满，按之鸣转，逆害饮食。大蟾蜍一枚，去皮、肠，支解之，芒硝强人一升、中人七合、弱人五合，水七升，煮四升，顿服，得下为度。（《肘后方》）

头

【主治】功同蟾蜍。

蟾酥

【集解】寇宗奭说：眉间白汁，谓之蟾酥。以油单纸裹眉裂之，酥出纸上，阴干用。

【气味】甘，辛，温，有毒。

【主治】发背、疔疮，一切恶肿。（时珍）

【附方】风虫牙痛不可忍。《圣惠》：用蟾酥一片，水浸软，入麝香少许研匀。以粟米大，绵裹咬定，吐涎愈。一方：用胡椒代麝香。一方：用蟾酥染丝绵上，剪一分，纴入齿缝根里。忌热物，半日效。干者，以热汤化开。

蛤蟆

【释名】螫（音“惊”，又音“加”）蟆。

【集解】陈藏器说：《别录》，蛤蟆一名蟾蜍，误矣。蛤蟆、蟾蜍，二物各别。

【修治】雷敩说：凡使蛤蟆，先去皮并肠及爪子，阴干。每个用真牛酥一分涂，炙干。若使黑虎，即连头、尾、皮、爪并阴干，酒浸三日，漉出焙用。

【气味】辛，寒，有毒。

【主治】邪气，破症坚血，痈肿阴疮。服之不患热病。（《本经》）

【发明】苏颂说：蛤蟆、蟾蜍，二物虽同一类，而功用小别，亦当分而用之。

【附方】瘰疬溃烂：用黑色蛤蟆一枚，去肠焙研，油调敷之。忌铁器。

蛤蟆

肝

【主治】蛇螫人，牙入肉中，痛不可堪，捣敷之，立出。（时珍 出《肘后方》）

胆

【主治】小儿失音不语，取汁点舌上，立愈。（时珍，出孙氏《集效方》）

脑

【主治】青盲，明目。（《别录》）

蛙

【释名】长股（《别录》）、田鸡（《纲目》）、青鸡（同上）、坐鱼（同上）、蛤鱼。

【集解】《别录》记载：蛙生水中，取无时。

【气味】甘，寒，无毒。

【主治】小儿赤气，肌疮脐伤，止痛，气不足。（《别录》）

【发明】苏颂说：南人食蛙蛤，云补虚损，尤宜产妇。

【附方】诸痔疼痛青蛙丸：用青色蛙长脚者一个，烧存性，为末，雪糕和，丸如梧子大。每空心先吃饭二匙，次以枳壳汤下十五丸。（《直指方》）

蝌 蚪

【释名】活师（《山海经》）、活东（《尔雅》）、玄鱼（《古今注》）、悬针（同上）、水仙子（《俗名》）、蛤蟆台。

【集解】陈藏器说：活师即蛤蟆儿，生水中，有尾如鲹鱼，渐大则脚生尾脱。

【主治】火飙热疮及疥疮，并捣碎敷之。又染髭发，取青胡桃子上皮，和捣为泥染之，一染不变也。（藏器）

【发明】李时珍说：俚俗三月三日，皆取小蝌蚪以水吞之，云不生疮，亦解毒治疮之意也。

卵

【主治】明目。（藏器）

蜈　蚣

【修治】李时珍说：蜈蚣西南处处有之。春出冬蛰，节节有足，双须歧尾。

【气味】辛，温，有毒。

【主治】啖诸蛇、虫、鱼毒，温疟，去三虫。（《本经》）

【发明】李时珍说：盖行而疾者，惟风与蛇。

【附方】小儿急惊：万金散：蜈蚣一条全者，去足，炙为末，丹砂、轻粉等分研匀，阴阳乳汁和，丸绿豆大。每岁一丸，乳汁下。（《圣惠》）

蜈蚣

蚯　蚓

蚯蚓

【释名】地龙子，土龙。

【集解】李时珍说：今处处平泽膏壤地中有之。孟夏始出，仲冬蛰结。雨则先出，晴则夜鸣。

【气味】咸，寒，无毒。

【主治】主伤寒疟疾，大热狂烦，及大人、小儿小便不通，急慢惊风、历节风痛，肾脏风注，头风齿痛，风热赤眼，木舌喉痹，鼻瘜聤耳，秃疮瘰疬，卵肿脱肛，解蜘蛛毒，疗蚰蜒入耳。（时珍）

【发明】李时珍说：蚓在物应土德，在星禽为轸水。

【附方】伤寒热结，六七日狂乱，见鬼欲走：以大蚓半斤去泥，用人溺煮汁饮。或生绞汁亦可。（《肘后方》）

鳞部　龙类

龙

【释名】时珍曰：按许慎《说文》，龙（繁体为龍）篆文象形。

龙　骨

【集解】时珍曰，近世方法，但煅赤为粉。亦有生用者。《事林广记》云：用酒浸一宿，焙干研粉，水飞三度用。

【气味】甘，平，无毒。

【主治】咳逆，泄痢脓血，女人漏下，癥瘕坚结，小儿热气惊痫。（《本经》）

【发明】时珍曰：涩可去脱。故成氏云：龙骨能收敛浮越之正气，固大肠而镇惊。又主带脉为病。

【附方】泄泻不止：白龙骨、白石脂等分为末，水丸梧子大。紫苏、木瓜汤下，量大人、小儿用。（《心鉴》）

鳞部　蛇类

乌　蛇

【释名】乌梢蛇。

肉

【气味】甘，平，无毒。

【主治】功与白花蛇同，而性善无毒。（时珍）

【附方】紫白癜风：乌蛇肉（酒炙）六两，枳壳（麸炒）、羌活、牛膝、天麻各三两，熟地黄四两，白蒺藜（炒）、五加皮、防风、桂心各二两，锉片，以绢袋盛，于无灰酒二斗中浸之，密封七日。每日三度，温服一小盏。忌鸡、鹅、鱼肉、发物。（《圣惠》）

水　蛇

【释名】公蛎蛇

【集解】时珍曰：水蛇所在有之，生水中。

肉

【气味】甘、咸，寒，无毒。

【主治】消渴烦热，毒痢。（时珍）

【附方】《圣惠》水蛇丸：治消渴，四肢烦热，
口干心躁。水蛇一条活者，剥皮炙黄为末，蜗牛五十个，水浸五日取涎，入天花
粉末煎稠，入麝香一分，粟饭和，丸绿豆大。每服十丸，姜汤下。

皮

【主治】烧灰油调，敷小儿骨疽脓血不止。又治手指天蛇毒疮。（时珍）

【附方】小儿骨疮《海上方》诗云：小儿骨痛不堪言，出血流脓实可怜。寻
取水蛇皮一个，烧灰油抹敷疼边。

鳞部　鱼类

鲤　鱼

【释名】李时珍说：鲤鳞有十字纹理，故名鲤。

肉

【气味】甘，平，无毒。

【主治】烧末，能发汗，定气喘咳嗽，下乳汁，消肿。
米饮调服，治大人小儿暴痢。用童便浸煨，止反胃及恶
风入腹。（时珍）

【发明】李时珍说：鲤乃阴中之阳，其功长于利小便，
故能消肿胀黄疸，脚气喘嗽，湿热之病。

【附方】水肿：用大鲤一尾，赤小豆一升，水二斗，煮
食饮汁，一顿服尽，当下利尽即瘥。（《外台》）

鲫　鱼

【释名】鲋（音"附"）鱼。

【集解】韩保昇说：鲫，所在池泽有之。形似小鲤，色黑而体促，肚大而脊隆。

肉

【气味】甘，温，无毒。

【主治】合五味煮食，主虚羸。（藏器）

【发明】朱震亨说：诸鱼属火，独鲫属土，有调胃实肠之功。若多食，亦能动火。

【附方】目生弩肉：鲜鲫鱼，取肉一片，中央开窍，贴于眶上。日三五度。（《圣济总录》）

鲈　鱼

【释名】四鳃鱼。李时珍说：黑色曰卢。此鱼白质黑章，故名。淞人名四鳃鱼。

【集解】李时珍说：鲈出吴中，淞江尤盛，四五月方出。

肉

【气味】甘，平，有小毒。

【主治】补五脏，益筋骨，和肠胃，治水气。多食宜人，作鲊尤良。曝干甚香美。（《嘉祐》）

鲨　鱼

【释名】鮀鱼（《尔雅》）、吹沙（郭璞）、沙沟鱼（俗名）、沙鳁（音问）。

【集解】李时珍说：鲨鱼，大者长四五寸，其头尾一般大。头状似鳟，体圆似鳝，厚肉重唇。

肉

【气味】甘，平，无毒。

【主治】暖中益气。（时珍）

鳞部　无鳞鱼

河　豚

【释名】鯸鲐（一作鯸鲐）、鰗鮧（《日华》）、鯢鱼（一作鮭）、嗔鱼（《拾遗》）、吹肚鱼（俗）、气包鱼。

【集解】马志说：河豚，江、淮、河皆有之。

【气味】甘，温，无毒。

【主治】补虚，去湿气，理腰脚，去痔疾，杀虫。（《开宝》）伏硇砂。（《土宿本草》）

肝、子

【气味】有大毒。

【主治】疥癣虫疥。用子同蜈蚣烧研，香油调，搽之。（时珍）

河
豚

比　目　鱼

【释名】鲽（音"蝶"）、鞋底鱼。

【集解】李时珍说：按郭璞云：今所在水中有之。状如牛脾及女人鞋底，细鳞紫黑色，两片相合乃得行。

【气味】甘，平，无毒。

【主治】补虚益气力。多食动气。（孟诜）

乌　贼　鱼

【释名】李时珍说：按罗愿《尔雅翼》云：九月寒乌入水，化作此鱼。有文墨可为法则，故名乌鲗。

骨

【气味】咸，微温，无毒。

【主治】主女子血枯病，伤肝唾血下血，治疟消瘿。研末，敷小儿疳疮，痘

乌贼

疮臭烂，丈夫阴疮，汤火伤，跌伤出血。烧存性，酒服，治妇人小户嫁痛。同鸡子黄，涂小儿重舌鹅口。同蒲黄末，敷舌肿，血出如泉。同槐花末吹鼻，止衄血。同银朱吹鼻，治喉痹。同白矾末吹鼻，治蝎螫疼痛。同麝香吹耳，治聤耳有脓及耳聋。（时珍）

【发明】李时珍说：乌鲗骨，厥阴血分药也，其味咸而走血也。

【附方】跌破出血：乌贼鱼骨末，敷之。（《直指方》）

虾

【释名】李时珍说：鰕音"霞"（俗作虾），入汤则红色如霞也。

【集解】李时珍说：江湖出者大而色白，溪池出者小而色青。皆碌须钺鼻，背有断节，尾有硬鳞，多足而好跃，其肠属脑，其子在腹外。

虾

【气味】甘，温，有小毒。

【主治】五野鸡病，小儿赤白游肿，捣碎敷之。（孟诜）

【附方】补肾兴阳：用虾米一斤，蛤蚧二枚，茴香、蜀椒各四两，并以青盐化酒炙炒，以木香粗末一两和匀，乘热收新瓶中密封。每服一匙，空心盐酒嚼下，甚妙。

介部 龟鳖类

水 龟

【集解】李时珍说：《日华》用卜龟小甲，盖取便耳。又按《经》云：龟甲勿令中湿。

【气味】甘，平，有毒。

【主治】甲：治漏下赤白，破癥瘕痎疟，五痔阴蚀，湿痹四肢重弱，小儿囟不合。久服，轻身不饥。（《本经》）

【发明】李时珍说：龟、鹿皆灵而有寿。

【附方】补阴丸：用龟下甲（酒炙）、熟地黄（九蒸九晒）各六两，黄柏（盐水浸炒）、知母（酒炒）各四两，石器为末，以猪脊髓和，丸梧子大。每服百丸，空心温酒下。

鳖

【释名】团鱼。李时珍说：鳖行蹩躠，故谓之鳖。

【修治】李时珍说：按《卫生宝鉴》云：凡鳖甲，以煅灶灰一斗，酒五升，浸一夜，煮令烂如胶漆用，更佳。桑柴灰尤妙。

鳖甲

【气味】咸，平，无毒。

【主治】心腹癥瘕，坚积寒热，去痞疾瘜肉，阴蚀痔核恶肉。（《本经》）

【发明】李时珍说：鳖甲乃厥阴肝经血分之药，肝主血也。

鳖

蟹

【释名】螃蟹（《蟹谱》）、郭索（扬雄《方言》）、横行介士（《蟹谱》）、无肠公子（《抱朴子》）、雄曰蜋螘，雌曰博带（《广雅》）。

【集解】《别录》记载：蟹生伊洛池泽诸水中。取无时。

【修治】李时珍说：凡蟹生烹，盐藏糟收，酒浸酱汁浸，皆为佳品。

蟹

【气味】咸，寒，有小毒。

【主治】杀莨菪毒，解鳝鱼毒、漆毒，治疟及黄疸。捣膏涂疥疮、癣疮。捣汁，滴耳聋。（时珍）

石蟹

【主治】捣敷久疽疮，无不瘥者。（藏器）

【发明】唐慎微说：蟹非蛇鳝之穴无所寄。

【附方】骨节离脱：生蟹捣烂，以热酒倾入，连饮数碗，其渣涂之。半日内，骨内谷谷有声即好。干蟹烧灰，酒服亦好。（唐瑶《经验方》）

蟹　爪

【主治】破胞堕胎。（《别录》）

【附方】下胎蟹爪散：治妊妇有病欲去胎。用蟹爪二合，桂心、瞿麦各一两，牛膝二两，为末。空心温酒服一钱。（《千金》）

壳

【主治】烧存性，蜜调，涂冻疮及蜂虿伤。酒服，治妇人儿枕痛及血崩腹痛，消积。（时珍）

【附方】蜂虿螫伤：蟹壳烧存性，研末。蜜调涂之。（《证治要诀》）

盐　蟹　汁

【主治】喉风肿痛，满含细咽即消。（时珍）

蟹

介部　蚌蛤类

牡　　蛎

【释名】李时珍说：蛤蚌之属，皆有胎生、卵生。独此化生，纯雄无雌，故得牡名。曰蛎曰蠔，言其粗大也。

【修治】寇宗奭说：凡用，须泥固烧为粉，亦有生用者。

【气味】咸，平，微寒，无毒。

【主治】伤寒寒热，温疟洒洒，惊恚怒气，除拘缓鼠瘘，女子带下赤白。（《本经》）

【附方】虚劳盗汗：牡蛎粉、麻黄根、黄芪等分为末。每服二钱，水一盏，煎七分，温服，日一。（《本事方》）

蚌

【释名】李时珍说：蚌与蛤同类而异形。长者通曰蚌，圆者通曰蛤。故蚌从丰，蛤从合，皆象形也。后世混称蛤蚌者，非也。

【集解】陶弘景说：雉入大水为蜃。蜃即蚌也。

肉

【气味】甘，咸，冷，无毒。

【主治】止渴除热，解酒毒，去眼赤。（孟诜）

蚌　粉

【气味】咸，寒，无毒。

【主治】诸疳，止痢并呕逆。醋调，涂痈肿。（《日华》）

【发明】李时珍说：蚌粉与海蛤粉同功，皆水产也。

【附方】雀目夜盲，遇夜不能视物。用建昌军螺儿蚌粉三钱，为末，水飞过，雄猪肝一叶，披开纳粉扎定，以第二米泔煮七分熟，仍别以蚌粉蘸食，以汁送下。一日一作。与夜明砂同功。（《直指方》）

蚌

蚬

蚬

【释名】扁螺。

【集解】陈藏器说：处处有之。小如蚌，黑色。能候风雨，以壳飞。

肉

【气味】甘，咸，冷，无毒。

【主治】治时气，开胃，压丹石药毒及疔疮，下湿气，通乳，糟煮食良。生浸取汁，洗疗疮。（苏恭）

烂　壳

【气味】咸，温，无毒。

【主治】化痰止呕，治吞酸心痛及嗽。烧灰，涂一切湿疮，与蚌粉同功。（时珍）

【附方】痰喘咳嗽：用白蚬壳（多年陈者）烧过存性，为极细末。以米饮调服一钱，日三服。（《急救方》）

蛤　蜊

【释名】李时珍说：蛤类之利于人者，故名。

【集解】汪机说：蛤蜊，生东南海中，白壳紫唇，大二三寸者。闽、浙人以其肉充海错，亦作为酱醢。

海　螺

【释名】流螺（《图经》）、假猪螺（《交州记》）、厣名甲香。

【集解】苏颂说：海螺即流螺，厣曰甲香，生南海。今岭外、闽中近海州郡及明州皆有之，或只以台州小者为佳。

海螺

肉

【气味】甘，冷，无毒。

【主治】目痛累年，或三四十年。生螺，取汁洗之；或入黄连末在内，取汁点之。（藏器）

甲　　香

【修治】雷𢽾说：凡使，用生茅香、皂角同煮半日，石臼捣筛用之。

【气味】咸，平，无毒。

【主治】心腹满痛，气急，止痢下淋。（《唐本》）

田　　螺

【集解】陶弘景说：田螺生水田中，及湖渎岸侧。

肉

【气味】甘，大寒，无毒。

【主治】目热赤痛，止渴。（《别录》）

【附方】酒醉不醒：用水中螺、蚌，葱、豉煮食饮汁，即解。（《肘后》）

壳

【气味】甘，平，无毒。

【主治】烧研，主尸疰心腹痛，失精。水渍饮汁，止泻。（《别录》）

田螺

【附方】心脾痛不止者，水甲散主之。用田螺壳（溪间者亦可），以松柴片层层叠上，烧过火，吹去松灰，取壳研末。以乌沉汤、宽中散之类，调服二钱，不传之妙。（《集要》）

禽部　水禽类

鹤

【释名】仙禽（《纲目》）、胎禽。

【集解】掌禹锡说：鹤有玄有黄，有白有苍。入药用白者，他色次之。

白　鹤　血

【气味】咸，平，无毒。

【主治】益气力，补虚乏，去风益肺。（《嘉祐》）

【发明】掌禹锡说：按《穆天子传》云：天子至巨蒐氏，巨蒐之人献白鹤之血饮之。云益人气力也。

脑

【主治】和天雄、葱实服之，令人目明，夜能书字。（《抱朴》）

卵

【气味】甘，咸，平，无毒。

【主治】预解痘毒，多者令少，少者令不出。每用一枚煮，与小儿食之。（时珍　出《活幼全书》）

骨

【主治】酥炙，入滋补药。（时珍）

肫中砂石子

【主治】磨水服，解蛊毒邪。（《嘉祐》）

鹳

【释名】皂君（《诗疏》）、负釜（同）、黑尻（同）。

【集解】弘景曰：鹳有两种：似鹄而巢树者为白鹳，黑色曲颈者为乌鹳。今宜用白者。

白话本草纲目

一三二

骨

【气味】甘，大寒，无毒。

【主治】鬼蛊诸疰毒，五尸心腹痛。（《别录》）

脚骨及嘴

【主治】喉痹飞尸，蛇虺咬，及小儿闪癖，大腹痞满，并煮汁服之，亦烧灰饮服。（藏器）

卵

【主治】预解痘毒，水煮一枚，与小儿啖之，令不出痘，或出亦稀。（时珍出《活幼全书》）

屎

【主治】小儿天钓惊风，发歇不定。炒研半钱，入牛黄、麝香各半钱，炒蝎五枚，为末。每服半钱，新汲水服。（时珍）

鹈鹕

【释名】扶老（《古今注》）、 鴮鸅（俗作鹈鹕）。

【集解】时珍曰：秃鹙，水鸟之大者也。出南方有大湖泊处。

肉

【气味】咸，微寒，无毒。《正要》曰：甘，温。

【主治】补中益气，甚益人，炙食尤美。作脯馐食，强气力，令人走及奔马（时珍，出《饮膳正要》《古今注》《禽经》）。

髓

【气味】甘，温，无毒。

【主治】补精髓。（《正要》）

喙

【主治】鱼骨哽。（汪颖）

毛

【主治】解水虫毒。（时珍，出《埤雅》）

鹈

鹅

鹅

【释名】家雁(《纲目》)、舒雁。

【集解】李时珍说：江淮以南多畜之。有苍、白二色，及大而垂胡者。

白 鹅 膏

【气味】甘，微寒，无毒。

【主治】灌耳，治卒聋。(《别录》)

肉

【气味】甘，平，无毒。

【主治】解五脏热，服丹石人宜之。(孟诜)

【发明】陈藏器说：苍鹅食虫，主射工毒为良；白鹅不食虫，止渴为胜。

膵

【主治】涂手足皴裂。纳耳中，治聋及聍耳。(《日华》)

血

【气味】咸，平，微毒。

【主治】中射工毒者，饮之，并涂其身。(陶弘景)

胆

【气味】苦，寒，无毒。

【主治】解热毒及痔疮初起，频涂抹之，自消。(时珍)

【附方】痔疮有核：白鹅胆二三枚，取汁，入熊胆二分，片脑半分，研匀，瓷器密封，勿令泄气。用则手指涂之，立效。(刘氏《保寿堂方》)

卵

【气味】甘，温，无毒。

【主治】补中益气。多食发痼疾。(孟诜)

涎

【主治】咽喉谷贼。(时珍)

【发明】李时珍说:按洪迈《夷坚志》云:小儿误吞稻芒,着咽喉中不能出者,名曰谷贼。惟以鹅涎灌之即愈。盖鹅涎化谷相制耳。

雁

【释名】鸿。

【集解】《别录》记载:雁生江南池泽,取无时。

雁

肪

【气味】甘,平,无毒。

【主治】风挛拘急偏枯,血气不通利。久服益气不饥,轻身耐老。(《本经》)《心镜》云:上证,用肪四两炼净,每日空心暖酒一杯服一匙。

【附方】生发:雁肪日日涂之。(《千金方》)

鹜

【释名】鸭(《说文》)、舒凫(《尔雅》)、家凫(《纲目》)、鶩鴄(音"末匹")。

【集解】时珍曰:按《格物论》云:鸭,雄者绿头文翅,雌者黄斑色。但有纯黑、纯白者。又有白而乌骨者,药食更佳。

鹜 肪(白鸭者良,炼过用)

【气味】甘,大寒,无毒。思邈曰:甘,平。

【主治】气虚寒热,水肿。(《别录》)

【附方】瘰疬汁出不止。用鸭脂调半夏末敷之。(《永类方》)

鹜

肉

【气味】甘,冷,微毒。

【主治】补虚除客热,和脏腑,利水道,疗小儿惊痫。(《别录》)

【发明】刘完素曰:鹜之利水,因其气相感而为使也。

【附方】白凤膏。葛可久云:治久虚发热,咳嗽吐痰，咳血，火乘金位者。用黑嘴白鸭一只，取血入温酒量饮，使直入肺经以润补之。将鸭干捍去毛，胁下开窍去肠拭净，入大枣肉二升，参苓平胃散末一升，缚定。用沙瓮一个，置鸭在内，以炭火慢煨。将陈酒一瓶，作三次入之。酒干为度，取起，食鸭及枣。频作取愈。(《十药神书》)

鸳鸯

鸳鸯

【释名】黄鸭(《纲目》)、匹鸟。

【集解】时珍曰：鸳鸯，凫类也，南方湖溪中有之。栖于土穴中，大如小鸭，其质杏黄色，有文采，红头翠鬣，黑翅黑尾，红掌，头有白长毛垂之至尾。

肉

【气味】咸，平，有小毒。

【主治】炙食，治梦寐思慕者。(孙思邈)

【附方】血痔不止：鸳鸯一只，洗净切片，以五味、椒、盐腌炙，空心食之。(《奉亲养老方》)

鸥

【释名】鹥(音"医")。水鸮。

【集解】时珍曰：鸥生南方江海湖溪间。形色如白鸽及小白鸡，长喙长脚，群飞耀日，三月生卵。罗氏谓青黑色，误矣。

肉

【气味】缺。

鸥

禽部　原禽类

鸡

【释名】（嗉）鸡内金。

【气味】甘，平，无毒。

【主治】泄痢。（《本经》）

【发明】小便遗失：用鸡膍胵一具，并肠烧存性，酒服。男用雌，女用雄。（《集验》）

雉

【释名】野鸡。

【集解】时珍曰：雉，南北皆有之。形大如鸡，而斑色绣翼。

雉

肉

【气味】酸，微寒，无毒。

【主治】补中，益气力，止泄痢，除蚁瘘。（《别录》）

【发明】时珍曰：雉肉，诸家言其发痔，下痢人不可食，而《别录》用治痢、瘘何邪？盖雉在禽上应胃土，故能补中；而又食虫蚁，故能治蚁瘘，取其制伏耳。若久食及食非其时，则生虫有毒，故不宜也。

【附方】消渴饮水小便数。用野鸡一只、五味煮取（三升）汁饮之。肉亦可食，甚效。（《食医心镜》）

鹑

【释名】时珍曰：鹑性淳，窜伏浅草，无常居而有常匹，随地而安，《庄子》所谓圣人鹑居是矣。其行遇小草即旋避之，亦可谓淳矣。其子曰鳺。

【集解】禹锡曰：鹑，蛤蟆所化也。

肉

【气味】甘，平，无毒。

【主治】补五脏，益中续气，实筋骨，耐寒暑，消结热。和小豆、生姜煮食，止泄痢。酥煎食，令人下焦肥。（《嘉祐》）

【发明】时珍曰：按董炳《集验方》云：魏秀才妻，病腹大如鼓，四肢骨立，不能贴席，惟衣被悬卧，谷食不下者数日矣。

雀

【释名】瓦雀、宾雀。

【集解】李时珍说：雀，处处有之。

肉

【气味】甘，温，无毒。

【主治】冬三月食之，起阳道，令人有子。（藏器）

【发明】李时珍说：《圣济总录》治虚寒雀附丸，用肥雀肉三四十枚，同附子熬膏丸药，亦祖此意也。

【附方】补益老人，治老人脏腑虚损羸瘦，阳气乏弱。雀儿五只（如常治），粟米一合，葱白三茎，先炒雀熟，入酒一合，煮少时，入水二盏半，下葱、米作粥食。（《食治方》）

燕

【释名】乙鸟（《说文》）、玄鸟（《礼记》）、鸷鸟（《古今注》）、鹔鸸（《庄子》）、游波（《炮炙论》）、天女（《易占》）。

【集解】《别录》曰：燕生高山平谷。

肉

【气味】酸，平，有毒。

【主治】出痔虫、疮虫。（《别录》）

禽部　林禽类

斑　鸠

斑
鸠

【释名】斑佳（音"锥"）、锦鸠（《范汪方》）、鹁（《左传注》）、祝鸠。

【集解】掌禹锡说：斑鸠是处有之。春分化为黄褐侯，秋分化为斑鹁。黄褐侯，青鹁也。

肉

【气味】甘，平，无毒。

【主治】明目。多食，益气，助阴阳。（《嘉祐》）

【发明】李时珍说：《范汪方》治目有斑鹁丸，《总录》治目有锦鸠丸，倪惟德氏谓斑鸠补肾，故能明目。

血

【主治】热饮，解蛊毒，良。（时珍）

莺

【释名】黄鸟（《诗经》）、离黄（《说文》）、鸒黄（《尔雅》）、仓庚（《月令》）。《尔雅》作商庚、青鸟（《左传》）、黄伯劳。

【集解】时珍曰：莺处处有之。

莺

肉

【气味】甘，温，无毒。

【主治】补益阳气，助脾。（汪颖）

【发明】颖曰：此鸟感春阳先鸣，所以补人。

啄木鸟

【释名】斫木（《尔雅》）、䴔。

【集解】禹锡曰：《异物志》云：啄木有大有小，有褐有斑，褐者是雌，斑者是雄，穿木食蠹，俗云雷公采药吏所化也。山中一种大如鹊，青黑色，头上有红毛者，土人呼为山啄木。

啄木鸟

肉

【气味】甘、酸，平，无毒。

【主治】痔瘘及牙齿疳䘌虫牙。烧存性，研末，纳孔子中，不过三次。（《嘉祐》）

【发明】禹锡曰：《淮南子》云：啄木愈龋，以类相摄也。

【附方】瘘疮脓水不止，不合。用啄木一只（或火老鸦亦可），盐泥固济，煅存性研末，酒下二钱匕。（《姚大夫方》）

乌 鸦

【释名】鸦乌（《小尔雅》）、老雅（雅与鸦同）、鸒（音"预"）、鹎鶋（音"匹居"）、楚乌（《诗义问》）、大觜乌（《禽经》）。

【集解】时珍曰：乌鸦大嘴而性贪鸷，好鸣，善避矰缴，古有鸦经以占吉凶。

肉

【气味】酸，涩，平，无毒。

【主治】瘦病咳嗽，骨蒸劳疾。腊月以瓦瓶泥固烧存性，为末，每饮服一钱。又治小儿痫疾及鬼魅（《嘉祐》）

【发明】颂曰：乌鸦今人多用治急风，而《本经》不著。

乌
鸦

【附方】五劳七伤吐血咳嗽。乌鸦一枚，栝楼瓤一枚，白矾少许，入鸦肚中，缝扎煮熟，作四服。（《寿域神方》）

山　鹊

【释名】鸒（渥、学二音。《尔雅》）、鶾（音"汗"。《说文》）、山鹧（俗名）、赤嘴乌。（《酉阳杂俎》）

【集解】时珍曰：山鹊，处处山林有之。

【气味】甘，温，无毒。

【主治】食之解诸果毒。（汪颖）

杜　鹃

【释名】杜宇（《禽经》）、子巂（音"携"）、子规（亦作"秭归"）、鶗鴂（音"弟桂"。亦作"鹈鴂"）、催归（亦作"思归"）、怨鸟、周燕（《说文》）、阳雀。

【集解】陈藏器说：杜鹃小如鹞，鸣呼不已。

肉

杜
鹃

【气味】甘，平，无毒。

【主治】疮瘘有虫，薄切炙热贴之，虫尽乃已。（时珍）

【发明】李时珍说：按《吕氏春秋》云：肉之美者巂燕之翠。则昔人亦尝食之矣。

禽部　山禽类

凤　凰

【释名】瑞鹖。
【集解】时珍曰：凤，南方朱鸟也。

凤　凰　台

【气味】辛，平，无毒。
【主治】劳损积血，利血脉，安神。治惊邪，癫痫鸡痫，发热狂走，水磨服之。（藏器）
【发明】藏器曰：凤凰脚下白物如石者，名凤凰台。

孔　雀

【释名】越鸟。时珍曰：孔，大也。李昉呼为南客。《梵书》谓之摩由逻。
【集解】弘景曰：出广、益诸州。方家罕用。

肉

【气味】咸，凉，微毒。
【主治】解药毒、蛊毒。（《日华》）
【发明】时珍曰：按《纪闻》云：山谷夷人多食之，或以为脯腊，味如鸡、鹜，能解百毒。人食其肉者，自后服药必不效，为其解毒也。

血

【主治】生饮，解蛊毒，良。（《日华》）
【发明】时珍曰：熊太古言，孔雀与蛇交，故血、胆皆伤人；而《日华》及《异物志》言，其血与首，能解大毒，似不相合。按孔雀之肉既能解毒，何血独伤人耶？盖亦犹雄与蛇交时即有毒，而蛇伏蛰时即无毒之意耳。

孔雀

屎

【气味】微寒。

【主治】女子带下，小便不利。(《别录》) 治崩中带下，可敷恶疮。(《日华》)

尾

【气味】有毒。宗奭曰：不可入目，令人昏翳。

驼 鸟

驼鸟

【释名】驼蹄鸡(《纲目》)、食火鸡(同上)、骨托禽。

【集解】陈藏器说：驼鸟如驼，生西戎。

屎

【气味】无毒。

【主治】人误吞铁石入腹，食之立消。(藏器)

鹰

【释名】角鹰(《纲目》)、鹞鸠。

【集解】李时珍说：鹰出辽海者上，北地及东北胡者次之。北人多取雏养之，南人八九月以媒取之。

肉

【气味】缺。

【主治】食之治野狐邪魅。(藏器)

头

【主治】五痔，烧灰饮服。(《药性》) 治痔瘘，烧灰，入麝香少许，酥酒服之。治头风眩晕，一枚烧灰，酒服。(时珍，出王右军《法帖》及温隐居《海上方》)

【附方】头目虚晕：车风一个(即鹰头也，去毛，焙)，川芎一两，为末。酒服三钱。(《选奇》)